# ¿Por qué no? Una vuelta de tuerca sobre la salud.
# Propuesta sobre el concepto de salud enfermedad, el tratamiento y de las bases de cómo implantarlo.

Autor: Sebastian I. Jofre Contreras

31-10-2022. Santiago/Rengo Chile

**Indice**

**Prefacio.**

**Introducción**

**Capítulo 1: Propuesta de definición de salud y enfermedad**

**Capítulo 2: Propuesta de tratamiento**

**Capítulo 3: Bases generales para la implantación de un nuevo modelo**

**Conclusiones e implicaciones**

# PREFACIO FILOSÓFICO EPISTÉMICO

Antes de avanzar en él texto, es necesario dar una base filosófica, para lo cual se presenta a continuación, un esbozo de esta base filosófica que sustentara los análisis posteriores.

### Ideas y pensamientos base

Al mirar el entorno que nos rodea vemos que todo tiene un funcionamiento coherente e interrelacionado, esto se aprecia, por ejemplo, en el caso de la relación entre plantas y animales, ya que las plantas generan oxígeno, las que a su vez necesitan de los animales para vivir, ya que estos generan dióxido de carbono que las plantas necesitan para su subsistencia, y en los otros casos detallados en las distintas relaciones ecológicas descritas (intra e interespecíficas) que muestran series de interdependencia ya sea tanto inter como intraespecie, pero además este funcionamiento coherente e interdependiente no solo se queda en lo biológico, ya que es cosa de ver que estos procesos, y todos los procesos del universo tanto a gran como a pequeña escala, funcionan de manera coordinada, como si estuviesen bajo una orden, siendo tal como deben ser para su correcto funcionamiento. Con esto claramente se puede inferir que todo está conectado, y no solo de una manera directa en cuanto a dos seres, que se complementan como en una pareja de enamorados, sino que todo desde lo más colosal, como las estrellas, son esenciales para que vivan o funcionen otras cosas tan ínfimas como un insecto y viceversa, ya que no solo las estrellas como el sol dan la luz para que las plantas vivan y sean la base de la cadena alimenticia, sino que además estas generan los átomos que forman los seres vivos, y los seres vivos van a hacer retornar estos átomos a la tierra, y esta a su vez cuando perezca traerá devuelta a las estrellas estos mismos componentes para formar así nuevas estrellas (una supernova del sol va a «comerse a la tierra» y todos sus componentes y átomos, que luego serán los componentes de las futuras estrellas que se crearán a partir de la supernova que ocurrirá).

Como sea, el mecanismo de interconexión, lo claro es que todo depende de todo e implica además que todos son igual de importantes para el funcionamiento general.

Por lo tanto, todo está conectado unido y entrelazado y tal como lo ha descrito la ciencia moderna, estos fenómenos tienen un mecanismo, por ende, implica que tienen una especie de lógica y sentido.

<u>Idea Base: Todo lo existente, ya sea grande o minúsculo, está conectado, es interdependiente, y esa conexión e interdependencia tienen un sentido, lo que implica además que cada parte es igual de esencial e importante para el sistema.</u>

Entonces las cosas de este sistema que tiene una lógica y sentido requerirían por lo tanto que se dé o exista un algo que tenga la cualidad de inteligencia para que estructure esta conexión o les entregue esa capacidad abarcando a todo lo participante en esta conexión total y asegurando la posibilidad de ocurrencia a partir de ella misma, es decir, sea todo en una sola estructura en las que sus partes estén interrelacionadas con sentido. Importante mencionar que no se puede dar dentro de la materia sola algo tan elaborado y superior como este organizador de sentido de la realidad, ya que este orden al ser eterno y e inmutable, no puede darse a partir de algo cambiante que se estructura y desestructura, ya con eso no se requiere mayor análisis.

<u>Idea Base: Existe un algo «inteligente», que logra la capacidad de generar de manera lógica y con sentido el sistema interconectado de lo existente.</u>

Como esta inteligencia es la que genera la lógica y sentido de la estructuración de la realidad a nivel material hasta el momento, y además por esto mismo podemos dilucidar que esta inteligencia no es material, sino otra cosa mejor; sin embargo, que, para estructurar a nivel material, necesite de pensar o inteligir, es decir, que requiera de una acción de esfuerzo para realizar la acción y ser. Esto significaría que no es un ser o algo supremo y perfecto, porque haría una acción y esa acción debe ser definida por algo y ese algo es externo, por consiguiente, debe existir algo sobre esta inteligencia estructuradora teorizada que la determine o defina en su ser.

Idea Base: Esta inteligencia, al requerir una especie de esfuerzo, implica que no es suprema, por lo tanto, debe existir algo que la determine que sea más perfecta y sublime que esta.

Ahora, este supremo perfecto que está sobre esta inteligencia teorizada que estructura la realidad, debe ser tan plena y suprema, ya que es lo que define y por ende desarrolla lo que estructura todo lo existente. Debe estar en un estado de plenitud total, en la cual se basta a sí mismo, se autogenera y genera sin pérdida (genera algo, ya que existe la inteligencia que estructura), importante destacar que esa autogeneración que se menciona se refiere a este supremo debe bastarse a sí mismo, y que todo lo que se dé, debe estar siempre en él y no perderse, y ser siempre en totalidad, porque, sino sería algo cambiable, lo que lo hace impermanente, y no supremo.

Como genera sin perderse no debe actuar en nada solo «ser-existencia» (solo se usa este término para intentar asirlo, porque está más allá del ser porque este requeriría una acción, y él determina toda cosa), ya que como tal no se define por nada ni por estar en nada. Por lo cual, debe ser simple, ya que el acto complejiza y necesita de un externo que defina el acto, y este es el que define todo acto; y como tal, debe ser lo más simple, y eso es una unidad total, así que debe ser una unidad total que abarca todo, que está en pasivo y en acto a la vez, es decir, existiendo, pero no siendo, solo en potencia entremezclados.

Por lo tanto, esta «estructura primigenia» es la que define y genera todo en cuanto es, ya que posee todo sin acción ni esfuerzo, definiendo todo lo posterior, y es lo todo en un solo algo, para así ser real-mente lo supremo y superior, al cual solo podemos acercarnos con el entendimiento que proviene de la razón e inteligencia que se analiza, (reitero que esta es una explicación parcial, y limitada de esta «unidad primigenia», ya que es tan suprema y excelsa que con palabras no lo puedo expresar con claridad).

Entonces siguiendo el análisis, si vemos que en cuanto a la interconexión de todo lo existente en el ámbito de la naturaleza sensible o material, y dado que lo material o sensible no tiene inteligencia, y es algo inocuo, por ende, la estructuración de la materia y su interconexión debe venir desde afuera, es decir, de un lugar más perfecto y más puro y simple que sería desde un ámbito de razón pura o intelectiva que es la que tiene una capacidad de interconectar y dar sentido. Esta inteligencia, que estructura lo material también debe coordinar la formación de esta, y esta a su vez al requerir de una acción (inteligir)

para lograr esta estructuración, implicaría que no es perfecto y que dependería de una u otra forma de otra cosa que si es perfecta, esta cosa perfecta sería algo demasiado excelso prácticamente indescriptible e inasible, sería algo que posee todo en la simplicidad está todo en acto, pero sin estar, es decir, es un UNO total y absoluto que puede hacer y ser todo, pero sin necesitarlo ni estándolo haciendo, porque se basta a sí mismo, y es tan así que no hace, sino se desborda porque es más que perfecto, y de este desborde o emanación seria la formación de esta inteligencia que estructura para abajo, y como la inteligencia proviene de lo supremo de este UNO total y absoluto, desea hacerse como su progenitor, ya que esta al inteligir aspira a lo supremo.

Esta inteligencia realiza la estructuración de la naturaleza (material), claramente con un fin, que evidentemente es la de volver a su progenitor perfecto, ya que al ser esta inteligencia un ser «inteligente» solo aspira a lo supremo que es lo correcto, o sea, volver o ser algo supremo, superior y bueno, esto porque el UNO total y absoluto al ser más que perfecto y lo inicial, es el bien y la verdad única y máxima que define y determina todo. Ahora ¿cómo la inteligencia va a estructurar lo inferior?, que sería lo material, inferior porque carece de razón, (diremos que se llama espiritual o sutil en muchas tradiciones a este mundo de la inteligencia, con esto claramente no descubro nada nuevo). Esta inteligencia, al ser lo primero que proviene y además de manera directa del UNO total absoluto, es demasiado sublime aun para estar en contacto con la materia, ya que la materia es múltiple, individual e impermanente y la inteligencia, como es más perfecta, más simple y eterna, tiende a la unidad por eso debe «dividirse» para comunicarse con lo material, por ende, es necesario un intermediario porque sabemos que existe la inteligencia, y la materia y que no son coordinables por sus características (una es unitaria y permanente, la inteligencia; y la otra múltiple y variante, la materia), por lo cual necesitan un intermediario, para lograr la comunicación y estructuración de esta realidad, algo así como el ingeniero que planifica, pero necesita de obreros para llevar a cabo el edificio. Así que necesita de otro que obviamente debe provenir de él (inteligencia), que debe tener primero una estructura totalizante, pero no de unidad sino de multiplicidad, ya que en la materia existe individuación, pero interdependiente entre sí, algo así como una red que es un todo, pero cada nodo es una unidad independiente, que a su vez depende de los otros para generar el todo que es la red; y además poseer una propiedad dual que pueda estar en contacto con lo material y con lo inteligible.

O sea, la inteligencia para el contacto con la materia necesita una especie de totalidad múltiple interconectada que tenga una identidad como totalidad, pero individuación de sus partes, para que sirva de intermediario y a su vez de molde con la naturaleza material y a la larga son esas partes las que en definitiva se contactan y estructuran la materia para hacerla lo que es, ya sea un perro, una estrella, o un ser humano, es esto lo que da «vida» a la materia, es su alma individual que al no depender su estructura de la materia como lo es en el caso del ser material vivo que lo hace por tanto transitorio, sino que la inteligencia es eterna (les da vida porque proviene a últimas cuentas del UNO ser supremo).

Lo que quiere decir, es que para llegar a tener contacto con la materia se debe pasar a ser más individuo en multiplicidad que totalizante en unidad, por eso la inteligencia no puede estar en directa conexión con la materia, pero si lo hace de manera indirecta con sus formaciones posteriores más degradadas e imperfectas.

Entonces surge la duda de ¿dónde vendría la materia, que existe y que es moldeada?, claramente debe provenir desde donde mismo que la inteligencia en último término, que es del UNO total y absoluto, pero como es su hijo final, es decir, que como lo más alejado de la inteligencia que es totalizante es la individuación, que corresponde al alma individual, por ende solo de esta puede generarse algo inferior que ya no tenga inteligencia que es la materia; y es este mismo motivo por el cual la materia ya no genera nada nuevo porque ya carece de inteligencia, que es lo que da la capacidad de generar al algo vivible.

<u>Idea Base: existe un algo original, único que define, determina y abarca todo, que llamamos UNO total y absoluto, que es sublime, se autodefine, determina y autobasta. Es el sentido y ori-gen de todo lo existente. Desde su primera «expresión» que es la inteligencia hasta la materia.</u>

En síntesis, tenemos un ser inicial que llamaremos UNO total y absoluto, que es supremo autosuficiente, se basta así mismo, pero que no puede ser descrito, ya que es demasiado sublime para ser comprendido. De este emana (sin perder nada el inicial porque es total) la inteligencia que genera la lógica del pensamiento, lo inmanente que aspira a volver a su origen y trata de imitarlo, genera así otro que es un alma totalizante (que también busca volver y emular a su progenitor), formada por múltiples almas individuales que están dentro y son como nodos de una gran red que es el alma totalizante, sería algo así como el alma del universo, que genera por medio de sus «nodos» almas individuales la materia, que a su vez es estructurada por las almas individuales formando el mundo material.

## Sentido de la vida

Dado lo anterior, y para saber cuál es el sentido de todo esto, vemos que la inteligencia al proceder del UNO total y absoluto, que es más allá que excelso, solo lo puede contemplar y anhelar, por lo cual solo puede Ser en son, imitación y afición de este UNO. Esto es lo que definiríamos con el AMOR, que, a grandes rasgos sería, la afición y búsqueda natural y eterna de la verdad y la plenitud, la que se alcanza únicamente con la cercanía al original UNO total y absoluto. Por lo tanto, es esta estructuración de la inteligencia en torno al UNO lo que determina su ser y sentido y ese amor de la inteligencia es la que se nos traspasa a los que estamos más lejanos y tenemos conciencia o razón porque provenimos y nos estructuramos con y por la inteligencia.

Ahora, ¿en qué consiste este «amor»? De partida este es el AMOR puro y verdadero, porque es el que viene de lo más próximo a la perfección, y como tal también es emanado desde la perfección a los siguientes. Este amor que es el verdadero, dado su origen, es un amor más allá que puro, porque hablamos de nivel supra excelso de perfección. Entonces, siendo que el amor es el anhelo de llegar a la unidad, en su máxima expresión, y desarrollo, este debe buscar por ende el máximo desarrollo de todo lo existente, de manera armónica, coordinada y complementaria (la complementariedad implica el respeto, ya que si eres complementario no obligas, por ende, no faltas el respeto), y así poder lograr emular y aproximarse a la unidad. Por consiguiente, este amor es una especie de fuerza-energía, meta y vía que impulsa y orienta a la inteligencia y a todos sus derivados a intentar volver y estar en el UNO, dando así el sentido a la existencia; esta energía es tan suprema y desbordante que es la tendencia natural de todo, y es el eje de toda existencia.

Por lo tanto el amor es entrega, comunión, y desinterés absoluto, y es lo que se necesita para lograr una unidad, lo cual vemos, por ejemplo, cuando le tenemos cariño a alguien, queremos la unidad y la armonía con esa persona pero, no una unidad de posesión y sometimiento sino de complementación y de permitir el desarrollo del otro, o sea, que estén juntos por libre determinación y tendencia para que en coordinación y con las mejores herramientas y estado de comprensión y razón, hagan que toda la red de seres funcionen como unidad emulando la Unidad suprema, y es por esto mismo que se necesita que el amor se dé a la totalidad porque para lograr esa coordinación se requiere que todos estén en la misma sintonía de conciencia.

Y ese amor se puede expresar, de infinitas maneras, desde lo más común como una madre que cuida a su hijo, procurando su desarrollo, o la de un zapatero que hace bien su trabajo para que sus clientes estén cómodos y sanos; hasta la de un gurú que busca la liberación de los deseos sensibles para poder estar más en equilibrio con la naturaleza y enseñar a los demás este camino de comunión con el todo que acerca a la verdad; o de un científico o investigador que busca encontrar la verdad, ya que esa verdad nos da conciencia y nos acerca a la verdad que como analizamos es, proviene y se determina por el UNO.

En conclusión, el espíritu, el sentido y la causa de la existencia, es el amor que llega a las almas individuales en materia desde la inteligencia, para lograr la comunión y el contacto con el Uno-bien, que no solo es el impulso, sino también el método fundamental para lograr el contacto con el UNO.

## Un poco de epistemología

*Análisis sin prejuicios*

Primero, para desarrollar esta temática iniciaremos desde cero; así que para comenzar hay que decir, ¿qué se entiende por conocer? En general se entiende por conocer, el desarrollar una capacidad que nos permite evolucionar hacia la verdad; importante destacar que el conocer solo se da con lo real y correcto. Con esta definición se generan dos interrogantes principales, las que son ¿cómo conocemos?, y ¿cómo sabemos que es correcto y verdadero?

Ahora intentemos resolver estas interrogantes; lo existente total, que es llamado «universo», sabemos que existe, por lo tanto se tuvo que construir (con qué se estructuró y cómo se hizo, eso para el análisis es irrelevante); entonces si algo existe en algún momento se creó por lo cual algo lo hizo, o el mismo se hizo siendo así eterno en sí mismo, sea cual sea el caso se logra saber que existe algo supremo y total unitario (ya sea lo que lo crea, o que se forma al crearse), que en su «expansión» genera lo presente (insisto el método de expansión y «creaciones» no es relevante al análisis, sino el hecho de que hay un único origen). Por lo cual todo lo que ocurra en máxima relación con ese origen, es la máxima proximidad a la verdad de lo existente, ya que lo existente a posterior es de una u otra forma del origen único, por ende, la verdad es única y total (solo descubrimos que la verdad es única, y no en que consiste).

Ya con el punto de que la verdad es única, ahora el punto a saber es como logramos ese conocimiento. Para lograr dilucidar cómo se obtiene ese conocimiento, debemos partir de certezas y desde ahí evaluar. La primera certeza es que existe lo material externo, y una interioridad, expresada en la razón y la conciencia personal de los seres humanos al menos. Ahora la materialidad externa (que incluye el cuerpo propio y lo ajeno), está subordinada a la interioridad, que es la que da sentido a la interacción de la materialidad asociada a la interioridad personal de cada ser vivo con la ajena, por ende, para conocer lo externo (que existe) debemos conocerlo y conocernos en nuestra interioridad, más allá de elementos aparentes no permanentes (por ende no certeros), como lo son las emociones, y los deseos, es decir, hacer desde la interioridad un análisis objetivo de la situación. Por lo tanto, teniendo esto se da un conocimiento, ya más próximo de la verdad, a partir de la información obtenida de la materialidad propia en relación con la ajena, la cual es integrada por la interioridad.

Ahora veamos la interioridad, esta (alma, conciencia, espíritu, el nombre da igual), que es la que se expresa en la conciencia, capacidad de razón y en la vivificación de la materia, es la que nos va a determinar como una individualidad total, y nos permite a su vez formar parte de la totalidad mayor, al integrarnos con las otras interioridades, por medio de la materialidad, en primera instancia, por lo cual la materia (la corporalidad) se subordina a la interioridad. Ahora cómo la materialidad está subordinada a la interioridad esta, está en otra instancia distinta a la materialidad, por lo cual la interioridad está en un nivel más sutil y supremo que la materia.

Por lo tanto, la interioridad es la que va a consolidar, usar y desarrollar el conocimiento, haciendo uso de la información obtenida por los sentidos de la materialidad corporal, de los fenómenos externos y físicos; y su capacidad de conciencia y razón. Generando así un desarrollo «ascendente» del conocimiento, que va desde lo más «burdo» como lo material (que da básicamente datos) a algo más sutil y «superior» como la interioridad.

Ahora sabemos que obtenemos información de los datos sensitivos de la materia hacia la interioridad (yoica). Pero con eso ¿es suficiente y podemos conocer todo?, la respuesta es un no rotundo, ya que con los datos de la materialidad podemos saber cómo se da la expresión de la interioridad de los demás seres vivos y sus interacciones, y no así conocer con certeza los detalles de la interioridad más sutil, de la cual solo podemos saber que existe, pero no sabemos su esencia y determinantes reales. Además, la interioridad «individual», no determina todo por lo cual debe sí o sí existir otra instancia que se exprese en la interioridad determinándola, tal como lo hace la interioridad con la materialidad; por lo tanto, existe más instancias que conocer y conocimiento al cual llegar, y ese conocimiento «superior» debe descender de algún modo a la interioridad del ser vivo, y esa obtención de conocimiento sería mediante una vía descendente.

Dado lo anterior, sabemos que tenemos dos tipos de conocimiento, uno ascendente, y otro descendente. El conocimiento descendente, dado que proviene de algo supremo y más cercano a la verdad inicial perfecta, debe ser si o si correcta, o con una alta proximidad de la verdad, debido a su origen; este por lo tanto daría a la interioridad una especie de «iluminación», que entrega «axiomas» sobre la realidad, y desde ahí para que las aplique, en la materialidad, es decir, utilice un método deductivo para el uso de esta información.

Con respecto al conocimiento ascendente, este parte desde los datos de la materialidad, que es integrada por la interioridad a partir de su nivel de conciencia, de razón y conocimientos (experiencia) previos, generando conclusiones o nuevos conocimientos que pretenden ser verdaderos, pero no lo son con certeza, o lo son de manera parcial, debido a su origen, «distante» de la verdad inicial; es decir, utiliza el conocimiento ascendente un método inductivo para generar conocimientos o postular tesis sobre la verdad; ahora dado que este conocimiento no es perfecto, y sin embargo, no renuncia a su objetivo que es la de obtener la verdad, este sistema inductivo de obtención de conocimientos, presenta un método de perfeccionamiento que se basa en el método inductivo para generar tesis a partir de los datos de la materialidad, pero asociado al sistema dialéctico que consiste en negar o contrastar la tesis o conocimiento inicial obtenido con distintos datos y experiencias, para luego así generar una nueva tesis más próxima a la verdad, y así sucesivamente. Finalmente, ya una vez con el conocimiento obtenido, se genera una preparación de respuesta a los estímulos externos.

*Integrando*

Luego de analizar este punto desde cero, y llegar a los tipos de conocimientos y los métodos que realizan, lo integraremos con lo desarrollado anteriormente en el texto, es decir, miraremos el análisis previo desde lo desarrollado en la parte inicial del libro.

Teniendo en cuenta que el objetivo de la existencia es el acercamiento a la verdad (UNO [DIOS]), el conocer se convierte en una fuerza de liberación y de plenitud, ya que conocer te acerca a la verdad suprema que es el UNO; por ende, como el origen de todo es el UNO, la verdad también es única, absoluta y totalizante. Entonces el conocer es el método válido y necesario para seguir y comprender la senda del amor que nos lleva a DIOS.

Ahora con respecto a las formas de obtención de conocimiento, como dijimos esta se realiza de dos formas, una es el modo descendente de conocimiento, la cual se daría por medio de la «iluminación», fe en DIOS según los católicos, que surge de manera espontánea y directa desde la fuente de la verdad, los planos más sutiles, algo así como una fuerza interna que te dice y te hace sentir que es así y que es verdadero, ya que nosotros provenimos de ahí, por lo cual, tenemos algo de eso en nuestro «interior», esto en las personas más sensibles y conectadas es más preciso y certero. La otra forma sería por medio de la Razón (filosofía, ciencia, etc.), o sea, un método ascendente que no te da por decirlo así la certeza interna de la verdad, pero te acerca a ella porque utilizas una herramienta de la divinidad para llegar a ella que es la razón y el entorno que a la larga provienen del UNO.

Con respecto a los conocimientos, la vía descendente es la más precisa y superior, ya que viene directo de la fuente, sin embargo, es la más extraña, ya que para obtenerla debes tener un nivel de conciencia, conocimiento y sensibilidad previa elevadas, así que no es algo tan asequible para todos. Así que para la generalidad está el conocimiento ascendente, pero este, también se puede prestar para errores y falsedades, ya que la razón puede darle «sentido» a situaciones que no corresponden como lo es el caso de darle sentido a los deseos sensibles y materiales o dar una versión sobre la verdad por tener un conocimiento parcial de esta, generando una mentira.

Ahora sobre este último punto, el conocimiento parcial de esas situaciones se obtiene por medio de los sentidos inicialmente, y estos al ser lo que está en contacto con la materia tiene menos acceso con la verdad y a la vía directa a esta verdad única, que es el alma individual, así que por decirlo así «la falsedad» no está en las cosas, sino en los sentidos como intermediarios imperfectos, y por ende no se engaña el que no asiente a cosas aparentes. Una cosa, pues, somos nosotros y otra los sentidos, así si solo nos dejamos llevar por los sentidos y no usamos las otras herramientas nos engañaremos, por eso debemos y podemos precavernos del error. Por lo tanto, la verdad es única y absoluta, pero los sujetos dan una versión de esta según el nivel de conocimiento que tenga, y este conocimiento es obtenido, por los sentidos, y la razón, el conocimiento obtenido de lo más supremo o cercano a DIOS es obviamente más certero con la verdad; sin embargo, aún será parcial, ya que la verdad única es el Uno, y para lograr ver eso como seres humanos aún no estamos listos dada la magnificencia y totalidad de Él.

# INTRODUCCIÓN

Esta parte del escrito tiene una función contextual, motivacional y de presentación del asunto.

En mi vida como paciente, y estudiante de la medicina, solo me he desempeñado en el sistema público de salud, ya que estudie en una institución pública (Universidad de Chile), cosa que es muy relevante para un país tan Neoliberal como lo es Chile. Mas allá de esto, por las circunstancias de la vida una vez titulado de la carrera de medicina, entre a trabajar primero en Atención primaria de salud en la ciudad de Santiago y luego en el programa PRAIS (Programa de Reparación y Atención Integral en Salud y Derechos Humanos) de esa misma ciudad. El PRAIS, nació en 1991 como respuesta del sector salud al compromiso de reparación asumido por el Estado con las víctimas de la represión política, durante el período del Gobierno Militar en Chile. Este programa está en todo el país en pequeñas oficinas, en la que hay un asistente social, psicólogo, medico generalista y un Psiquiatra. Y su labor como lo dije anteriormente es el de reparar la salud, por lo cual se da atención de salud primaria, "física", y secundaria de salud mental que es el principal daño presente en estos pacientes. Como es de esperar este es un programa muy pobre, en el cual no hay recursos para programas más allá de la simple atención de consultorio, el despacho de fármacos y el de ser el saco de boxeo para los pacientes frustrados y abandonados (En general como chile es un país que "busca el progreso", estas personas no son ayudadas y están abandonadas; en cuanto a su plena integración a la sociedad).

Continuando con la descripción de la situación, estos pacientes presentan en un alto porcentaje trastornos ansiosos, y de estrés postraumático, lo cual sumado a sus trastornos de personalidad y sus conductas gananciales (son conductas, que en simple seria que les gusta de manera inconsciente estar enfermos y vulnerados, ya que esto les da valor en su ser, dado que su pobreza no les permite "ser" en la sociedad del consumo); hacen que sean pacientes de difícil manejo debido a que generan una gran dependencia a la atención de los funcionarios del PRAIS que se expresa en la constante asistencia sin motivos a la hora que quieran, a la solicitud de elementos que no son propios de la acción médica, como la de por ejemplo "solicitar que un funcionario se vaya a vivir con un paciente", o la de llegar sin hora asignada, hacer escándalos violentos e incluso judicializar si no se dan las cosas como ellos desean (si esto es propio de pacientes psiquiátricos, pero el programa no tiene nada para hacer frente a estos casos.) ; y a los fármacos ansiolíticos de manera crónica (benzodiacepinas), de los cuales son altamente adictos, tanto así que el porcentaje de los pacientes que usan estos tipos de fármacos de manera crónica (sobre 3 meses) supera el 20% (investigación propia e interna) lo cual es mucho más alto que el uso de la población normal (el uso de estos fármacos de manera crónica debe ser cero).

Esta situación descrita, genera problemas de manera general en dos ámbitos. Uno seria en el ámbito de los trabajadores de salud, que genera que estos se agoten y se estresen (aparición de burnout); y además se da la aparición de una desidia ante la atención de los pacientes, en los cuales ya no se trata de ayudarlos a sanar, sino de atenderlos para que no causen problemas, lo cual hace perpetuar vicios de tratamiento, como lo es la sobre medicamentación de los procesos Psiquiátricos principalmente, lo cual hace que estos pacientes sean unos farmacodependientes de los ansiolíticos, los cuales son nefastos para la salud.

Esto que comento, no es algo baladí para el desarrollo de este escrito, ya que permite observar de manera evidente que la forma de buscar la salud aplicado en Chile, que es en definitiva el que se aplica al menos en el occidente, no es útil o al menos suficiente. Sin embargo, se podrá argumentar que esta afirmación no es correcta, ya que no son comparables los pacientes PRAIS de lo "normales" porque como se mencionan son distintos dados su contexto e historia de vida con mucho estrés tanto físico, como psíquico excepcionales.

Pero esto no es tan así, ya que la gente común que no ha sufrido estos eventos de tortura evidente, si sufre una constante existencia de excesivo estrés en la vida diaria, tan propio del capitalismo y la sociedad de consumo, la cual consiste a grandes rasgos en la no existencia de seguridad de nada, dada la esencia de este sistema que es la explotación y la competencia, lo cual implica un desarrollo de miedo e inseguridad de la subsistencia material, de la integración social y de la existencia misma de su ser (expresión más filosófica), lo cual lleva a un sobre endeudamiento que a su vez genera más estrés y a una exacerbación de la violencia que también aumenta el estrés si se da sin un sentido trascendente. Lo cual se expresa, por ejemplo, en que no solo las personas "PRAIS" asisten en exceso a los servicios de salud, y tienen un excesivo uso de Benzodiacepinas, sino que también las "personas comunes" y sin importar su nivel económico, tienen un exceso de uso de estos servicios y medicamentos.

En definitiva, se puede decir que el modo en que se hace "salud" es mala, ya que la gente con un trauma enorme como se planteó, cosa evidente, tendrá y tiene serios problemas de salud y que no son solucionados; pero también lo tienen las personas sin estos daños de base evidente, y que más allá de sus recursos, se enferma por el estrés basal de la sociedad capitalista, sin que tampoco salgan adelante plenamente con el modo en que se hace "la salud".

Entonces dado que el método de hacer "salud", no esta siendo efectivo, hay que buscar replantearlo, para dar una solución. Esa solución se debe buscar en los dos elementos claves que se ha hecho hincapié, y que deben ser reformados o revolucionados, que son el modelo de hacer "la salud" y el sistema de la sociedad en que vivimos que es el capitalismo.

Claramente el cambio del capitalismo esta totalmente fuera de factibilidad, por lo cual se debe trabajar en cambiar el modo de hacer "salud", replanteando su esencia estructural como lo son el mejor entender lo que es salud, enfermedad y con eso hacer una nueva estructura de tratamiento basado en lo que se desarrolle. Pero esto no debe quedar aquí, ya que no sirve solo con desarrollar una nueva "medicina", sino que hay que ver como implantar esta nueva "medicina" en la idiosincrasia existente.

# CAPÍTULO 1

# Propuesta de definición de salud y enfermedad

**Introducción**

La determinación de una definición correcta de los procesos de salud y enfermedad es sin lugar a duda uno de los pilares fundamentales a la hora de poder desarrollar la labor médica, ya que nos permite una base teórica mínima en la cual mirar el accionar terapéutico, ya que nos da el parámetro mínimo para esta labor. Sin embargo, esta definición se ve afectada, en demasía por diversos intereses, sesgos y falta de información, que ocasionan una mirada insuficiente y parcializada de estos fenómenos, lo cual provoca que nunca se realice una medicina adecuada.

**La homeostasis y la alostasis**

En los albores de la fisiología moderna, se estableció que la normalidad o salud se encontraba en mantener las variables de los diferentes elementos del organismo en rangos estables generando la idea de homeostasis; esta creencia procede de los clásicos trabajos del fisiólogo Claude Bernard en 1865 (Milieu interieur) y el fisiólogo Walter Cannon en 1926, que acuña el nombre de Homeostasis.

La homeostasis (1) describe la característica esencial de todos los seres vivos que definen un interior y lo mantienen estable en un ambiente inestable. La temperatura corporal o el pH sanguíneo son ejemplos de ello. Este concepto ha dominado la fisiología y la medicina desde que Claude Bernard declaró: "Todos los mecanismos vitales ... tienen un solo objetivo: preservar constantes las condiciones del medio interno". Idea por lo demás muy acorde con el positivismo imperante en la época, que llevo a extremar la interpretación, generando que literalmente, que el propósito de la regulación fisiológica sea fijar el parámetro interno a un punto de ajuste (set point), detectando errores y corrigiéndolos por medio de feedback negativo (Cannon 1935). Por lo cual la práctica médica se centró, simplemente en lograr llevar las variables a los parámetros normales, para llegar así a la salud, haciendo que el proceso salud/ enfermedad de las personas sean solo parámetros desviados, que se "arreglan y se desarreglan".

Sin embargo, en estudios posteriores se demostró que esto no es tan así, ya que se acumuló evidencia de que muchos parámetros no son constantes, y que sus variaciones, en lugar de significar un error, aparentemente están diseñadas para reducir el error, y por ende la variación es adaptativa a las demandas del ambiente (1). Esto implica que la condición física obliga a la regulación adaptativa de aspectos de la fisiología del organismo, para así ser eficiente en el ambiente cambiante al que se expone el individuo. Estas necesidades se logran mejor utilizando la información previa (condición general de base del organismo) para predecir la demanda y luego ajustando todos los parámetros para afrontarla con las condiciones necesarias (1). Entonces el organismo tiene que responder a las variaciones del ambiente o" estresores", adaptándose a este. Por ende, para entender esta situación, se desarrolló otro modelo explicativo, llamado "Alostasis" ("estabilidad a través del cambio") (2) que tiene prácticamente la visión opuesta (Peter Sterling); la cual sugiere que el objetivo de la regulación no es la constancia, sino mantener la aptitud física en la selección natural (adaptación), es decir, rangos de funcionalidad en un contexto determinado.

La palabra alostasis significa un estado cambiante, mientras que la homeostasis significa permanecer en el mismo estado, por lo cual la idea de alostasis es que el organismo cambiará su medio interno para enfrentar el desafío o perturbación que le llega desde el exterior, por ejemplo, la presión arterial, que no es constante, pero será mayor si el organismo tiene que ser muy activo y más baja si eso no es necesario. La constancia no es el ideal. Lo ideal es tener el estado interno más relevante para el estado externo particular (adaptación), o sea lograr un equilibrio dinámico entre el interior y el exterior.

La condición física obliga a la regulación de aspectos de la fisiología para ser eficiente en el ambiente al que se expone el individuo, lo que implica evitar errores y minimizar los costos. Ambas necesidades se logran mejor utilizando la información previa para predecir la demanda y luego ajustando todos los parámetros para afrontarla.

Por lo tanto, la alostasis considera al valor inusual de un parámetro no como una falla respecto de un supuesto mecanismo que debería defender un punto de referencia fijo, sino más bien como una respuesta adaptativa a alguna predicción. Este modelo atribuye enfermedades como la hipertensión esencial y la diabetes tipo 2 a las señales neuronales sostenidas que surgen de las interacciones ambientales insatisfactorias con una alta demanda. Otro ejemplo seria la reacción ante un estrés severo, como cuando hay un tigre en la habitación, es muy relevante movilizar todos los recursos disponibles. La presión arterial y muchos otros parámetros aumentan rápidamente. La reacción de estrés de emergencia es una ventaja para la supervivencia, pero solo cuando hay un factor estresante que afrontar. Si la reacción es permanente, no es relevante, pero es peligrosa.

Así que los puntos clave sobre la regulación alostática son:

1. Los parámetros varían (no son fijos).

2. La variación anticipa la demanda (es predictiva) (Sterling y Eyer, 1988).

O sea, la alostasis también pone de manifiesto otra característica fisiológica importante: mirar hacia el futuro a tiempo, ya que esta busca anticipar cuál será el estado interno más relevante para el próximo momento; por lo cual el papel del cerebro es esencial en la alostasis porque predice el entorno y permite el ajuste, de modo que la presión arterial o el nivel de glucosa en sangre pueden ser relevantes para lo que sucederá. Un valor medio (estadístico) no necesariamente implica un punto de referencia fijo sino la demanda más frecuente para el ambiente en el que un organismo vive. (1)

Sin embargo, la capacidad adaptativa del organismo ante los estresores del ambiente tiene un límite, o sea no toda variación de parámetro es adaptativo a largo plazo o sea es saludable, esto se ejemplifica analizando el caso de la Diabetes mellitus 2 y la transición nutricional actual.

Desarrollando este ejemplo, se sabe que la transición nutricional global, que abarca cambios importantes en la forma en que se producen, distribuyen y consumen los alimentos (estresor externo), se asocia con un rápido aumento en la prevalencia de la obesidad, pero las implicaciones para la diabetes difieren tanto entre las poblaciones como en la individualidad; esto por la variabilidad fenotípica que surge por la presión selectiva que busca maximizar la aptitud reproductiva y no así la salud metabólica.

Por lo tanto las formas de variabilidad fenotípica que emergen a través de la adaptación genética representan "soluciones" a "problemas ecológicos", que se expresa con una plasticidad del curso de la vida tanto en la capacidad metabólica en específico o de carga en general, entendida como capacidad de adaptación, respuesta y tolerancia a los diversos estresores, sin perder la funcionalidad; que resuelve problemas similares en escalas de tiempo más cortas, sin mayor complicación o efectos deletéreos posteriores.

Sin embargo, es crucial recordar que la selección natural favorece los rasgos fenotípicos que promueven la aptitud física, no la salud. Sobre esta base, los ajustes metabólicos sucesivos a lo largo del curso de la vida que promueven individualmente la forma física funcional pueden ser acumulativamente perjudiciales para la salud. Esto ayuda a explicar por qué el riesgo de diabetes muestra fuertes asociaciones con marcadores de desnutrición, pobreza y desigualdad. A medida que la vida "empeora", la salud se sacrifica constantemente para promover la supervivencia y la reproducción; lo que se ejemplifica con el riesgo aumentado de desarrollar diabetes de grupos que fueron gestados o tuvieron una niñez asociada a un alto estrés de tipo alimentario, como lo son las hambrunas severas. Tal como ha demostrado trabajos como el de Malawi que muestra que la desnutrición infantil severa está asociada con déficits a largo plazo en la capacidad metabólica, pero no existe un deterioro directo de la homeostasis de la glucosa, siempre que la carga metabólica también permanezca baja (3); y otras observaciones que indican que las personas expuestas a la desnutrición en los primeros años de vida que se ven expuestas al nicho obesogénico posteriormente, desarrollan una "carga dual de desnutrición" a nivel del individuo. Y es esta "carga dual" la que aumenta claramente el riesgo de diabetes, ya que el fenotipo ahorrador promueve la supervivencia temprana, en un medio de escases, pero a un costo de reducir la esperanza de vida, lo que a su vez reduce el "pago" por invertir en el mantenimiento a largo plazo de la salud. Ahora, pese a esta mala consecuencia, las respuestas metabólicas subyacentes pueden considerarse individualmente como una mejora de la condición física en entornos difíciles, es decir, su cuerpo se desarrolló y se armonizo(generando una capacidad de carga o tolerancia o adaptación) para un tipo de ambiente que se mantuvo de manera crónica y ese equilibrio generaba funcionalidad, eso si no necesariamente "salud", pero al cambiar ambiente y por ende los estresores que también se mantuvieron de manera crónica, su sistema perdió el equilibrio se vio sobrepasado en capacidad de carga ante el nuevo estresor y se dañó.

Ahora este modelo, también funciona con la patología aguda, (estresores de corto plazo), lo cual se ejemplifica con la lumbalgia mecánica, la cual ocurre cuando se da un elemento de disrupción, o sea sobrecarga mecánica, por ejemplo levantar un objeto pesado, que es un estresor, al cual se ve enfrentado la capacidad de carga mecánica-tolerancia de nuestro sistema para lograr adaptarse a esa carga (en este caso el sistema osteo-mio-neuro-articular), es decir, nuestro sistema esta en equilibrio dinámico con el entorno, y se ve afectado por un estresor, agudo en este caso, al cual debe enfrentar, y ese enfrentamiento va a depender de la capacidad física en este caso, o sea su capacidad de carga-tolerancia a los estresores.

Entonces si esta sobrecarga hace que la carga mecánica aumente por sobre la capacidad del sistema y/o cuando la capacidad de dicho sistema disminuye, se genera de inmediato un problema que se expresa en este caso como un dolor lumbar. Esto concuerda con el modelo alostatico ya que ocurre por una falta de entrenamiento físico y con el envejecimiento, es decir el equilibrio dinámico obtenido por la adaptación a un contexto determinado, se ve roto, por un estresor particular agudo que es en este caso el levantar el peso, por lo cual el equilibrio se rompe, y la capacidad de carga-tolerancia (o capacidad de adaptación alostatica) que se expresa en el sistema osteo-mio-neuro-articular, se vea sobrepasado y por lo cual afectado, llegando incluso a dañarse y generar dolor, o sea enfermedad (4).

En definitiva, la clave de la mirada alostatica, es el equilibrio dinámico, que se da entre la capacidad de carga-tolerancia del organismo, que se genera a lo largo de la vida en un ambiente determinando de estresores múltiples, lo suficientemente largos para moldear el organismo y por ende su capacidad de carga-tolerancia; y los nuevos estresores a los que el organismo debe adaptarse según su capacidad de carga-tolerancia desarrollada. Por lo demás es clave mencionar, que si esta capacidad de carga-tolerancia, se ve de alguna manera sobrepasada en lo agudo y/o mejor dicho no se armoniza y genera un nuevo equilibrio con el nuevo estresor a largo plazo se verá enfrentado a un daño, el cual se convierte en una enfermedad.

**Lo externo. Estrés y estresores**

El otro elemento esencial para analizar, son los estresores, los cuales se definen como los estímulos, condiciones o situaciones que generan estrés, y en tanto el estrés como una reacción fisicoquímico o emocional que induce una tensión del cuerpo ante un desafío o demanda.

Esta reacción o sistema de respuesta al estrés fue moldeado según la medicina evolutiva darwiniana por la selección natural para ajustar la fisiología y el comportamiento a las circunstancias cambiantes, especialmente en relación con el uso de energía y las amenazas ambientales y oportunidades. Y se caracteriza por aparecer cuando los beneficios son mayores que los costos, es decir, lo que se gasta en este proceso es menos valioso que lo que se protege; y que se expresa usando el "principio del detector de humo", el cual está basado en que los mecanismos que ajustan el umbral y la magnitud de las respuestas al estrés en función de la experiencia previa, y que a grandes rasgos consiste, en que el sistema de respuesta al estrés reacciona ante los estresores incluso, si estos no son tan importantes, es decir, reacciona incluso ante las falsas alarmas, y eso se hace porque los costos de expresar una respuesta al estrés son bajos en comparación con los costos de no expresar la respuesta, porque puede incluso poner en riesgo la vida.

Importante es mencionar que la respuesta sistémica al estrés (SRS) o capacidad de carga-adaptación-tolerancia-alostatica responde no solo a amenazas y desafíos, sino también a nuevos estímulos y oportunidades sociales positivas (por ejemplo, recompensas inesperadas o emocionantes, oportunidades para mejorar el estado, posibles parejas sexuales). Por lo tanto, los estresores que alteren "la rutina" o equilibrio interno, generan una respuesta de estrés. (4)

## ¿En qué consiste esta respuesta al estrés?

En términos generales, el fin de la SRS al parecer es mediar los efectos de las influencias ambientales, operando como un amplificador (cuando es muy sensible) o un filtro (cuando no responde). Esta doble función del SRS es captada por el concepto de sensibilidad biológica al contexto, que implica que la sensibilidad al estrés depende mucho del entorno al cual se está expuesto de manera regular; por ende si el entorno se modifica lo suficiente como para alterar esta armonía, genera una falta de correspondencia entre la experiencia de la vida temprana y el entorno adulto, y puede causar respuestas excesivas o deficientes a estresores experimentados más tarde en la vida, o sea "te estresas ante lo desconocido en general."(5)

## Fisiología de la SRS

Como inicio hay que recordar que el estrés es un proceso fisicoquímico o emocional inductor de una tensión (que se puede expresar por un daño, de una infección, golpe, una emoción fuerte, o una anticipación ante un evento, etc), que genera una respuesta del organismo que favorece la liberación de, primero citocinas proinflamatorias (los procesos inflamatorios son claves en la respuesta ante los estresores que superan la capacidad de carga (6)), segundo de la hormona liberadora de corticotrofina (CRH) y tercero del cortisol, así como de un amplio grupo de neurotransmisores que inducen, en su conjunto, la aparición de alteraciones conductuales. Los estímulos estresantes agudos tienen efectos que pueden considerarse como veniales. Sin embargo, cuando éstos se mantienen por un periodo prolongado se vuelven nocivos y generan la aparición de alteraciones indeseables.

El organismo inicia una respuesta adaptativa ante los estímulos estresantes que consiste en una elevación de los niveles circulantes de citocinas proinflamatorias –factor de necrosis tumoral alfa (TNF-α), interleucina (IL)-6 e IL-1–, producidas por las células de la respuesta inmunológica, como los linfocitos y macrófagos. Al alcanzar una concentración de 10nM, estas citocinas proinflamatorias son capaces de unirse a sus receptores y estimular al Sistema Nervioso Central (SNC).

El cerebro tiene receptores para estas moléculas distribuidos en diferentes regiones anatómicas, aunque la mayor densidad de éstos se encuentra principalmente en el hipocampo. Además de que se ha identificado que en el cerebro hay gran variedad de receptores de citocinas, éste tiene la capacidad de sintetizar y secretar in situ una amplia gama de citocinas, lo que lo convierte en un órgano susceptible de ser estimulado tanto por las citocinas sistémicas como por las producidas in situ.

Cuando las citocinas alcanzan una concentración 10nM, se unen a sus receptores específicos en el cerebro y, por medio de vías fisiológicas diferentes, inducen la generación de los siguientes procesos: 1) neuroinmunológicos, que activan la liberación de citocinas en el cerebro mismo; 2) neuroquímicos, que empiezan con la liberación de neurotransmisores, como la norepinefrina y la serotonina; 3) neuroendocrinos, que se inician con la secreción de la CRH, la cual activa el eje hipotálamo-hipófisis-adrenales (HHA), lo que a su vez induce la liberación de cortisol y andrógenos anabólicos, como la dehidroepiandrosterona (DHEA), los cuales en su conjunto llevan a 4) cambios conductuales denominados "conducta de enfermedad" (sickness behavior).

Tanto el cortisol como la DHEA tienen receptores específicos en casi todas las células del organismo, particularmente en las células de la respuesta inmunológica, como los linfocitos T, los cuales son altamente susceptibles a las variaciones de los niveles circulatorios del cortisol y de la DHEA. Cabe señalar que el cortisol actúa como inmunoestimulante a concentraciones bajas durante lapsos cortos, estimulando una subpoblación específica de linfocitos T conocida como linfocitos cooperadores tipo 2 (TH2), que participan en una respuesta inmunológica de tipo humoral, principalmente mediada por anticuerpos.

La DHEA estimula de forma positiva las células T, que pertenecen a una subpoblación linfocitaria denominada linfocitos cooperadores tipo 1 (TH1), que favorecen una respuesta inmunológica de tipo celular. La diferencia entre las subpoblaciones linfocitarias TH1 y TH2 radica en el perfil de citocinas que son secretadas por cada una de ellas. Las células TH1 secretan citocinas proinflamatorias como la IL-1, TNF-α e IL-6, en tanto que las TH2 secretan citocinas antiinflamatorias como la IL-4, IL-10 e IL-13, que son antagónicas a las secretadas por las TH1.

El cortisol tiene una alta densidad de receptores en el cerebro ubicados principalmente en el hipocampo, mismos que son sensibles a las variaciones de los niveles en circulación de este glucocorticoide. En condiciones normales, al desaparecer el estímulo estresante disminuye la producción de citocinas proinflamatorias y el cortisol lleva de nuevo, a través de sus receptores específicos, a su estado basal. (7)

Ahora, surge una pregunta ¿por qué puede llegar a ser tan negativo una SRS prolongada?

Hay al menos 3 buenas razones:

1. Primero, es calóricamente caro. Ningún organismo puede permitirse desperdiciar energía.

2. En segundo lugar, interfiere con otros comportamientos adaptativos. Un organismo vigilante tiene menos tiempo para encontrar comida y comer, sin mencionar el apareamiento.

3. Algunos cambios que dan ventaja frente a las amenazas también causan daño tisular (generando y fomentando un ambiente proinflamatorio). Por esta razón, deben ser limitados cuidadosamente, excepto en circunstancias en que los beneficios superen los costos. (5) (8)

### ¿En qué consiste el organismo?

Ya habiendo revisado el equilibrio del organismo, sus capacidades de adaptación y lo que lo desestabiliza con sus consecuencias generales, hay que pasar a contar en que consiste el organismo.

A medida que avanza el estudio, se puede observar que el ideario positivista reduccionista, queda cada vez más atrás ya que no logra explicar todos los fenómenos existentes, sobre todo en lo concerniente a la vida, y menos aún a la vida humana; por lo cual es claro que los fenómenos involucrados en la existencia de un organismo, y que se relacionan con la salud de este, van mucho más allá que solo lo corporal o lo material.

Esta idea la desarrolla Viktor Frankl, ya que considera que el ser humano tiene principalmente tres dimensiones, a saber, una:

a. Dimensión Somática: constituida por todo el ámbito biológico y corporal del ser humano.

b. Dimensión Psíquica: constituida por toda la realidad psicodinámica del ser humano.

c. Dimensión Noética: (del griego Nous: significa "Espíritu"): se trata de ámbitos fenomenológicamente evidentes del alma humana, que no pueden ser sometidos ni a un reduccionismo biologicista, ni a un reduccionismo psíquico. Ejemplos de temas noéticos son la Libertad, la Responsabilidad y la Dignidad, pero no queda solo en eso. (9)

Para Frankl, estas tres dimensiones constituyen una unidad inseparable, pero, sin embargo, es la dimensión Espiritual la principal forma que tiene el ser humano de poder integrar las experiencias dañinas de la existencia, y desarrollar una vida psicológicamente sana.

Entonces dado que La dimensión Noetica o espiritual, es el eje integrador, su bienestar es clave, y esta se logra cuando hay un sentido en esta en integración con la situación concreta a la que se enfrenta y a la existencia misma (9); por lo cual su alteración o su vacío existencial (carencia de sentido) es el estresor supremo, ya que siempre están presentes y, se develan al hombre sano, o bien, éste no los encuentra cuando está enfermo.

Con respecto al sentido, se destacan principalmente dos categorías:

a. El Sentido Ontológico: el Sentido Ontológico responde, desde el contexto más amplio posible y, con la mayor profundidad que sea factible, a la interrogante de por qué algo existe. Esta pregunta sólo puede en rigor ser respondida por el Creador de la cosa

b. El Sentido Existencial: por otro lado, el Sentido Existencial, es la mejor respuesta disponible, que un ser humano puede dar a su situación concreta. Se trata de una respuesta que realiza plenamente el ser-en-el-mundo de la persona, y no de una mera reacción en el sentido conductual.

De estos sentidos, según las observaciones clínicas, el mayor sentimiento de bienestar psicológico se da con la presencia de un sentido existencial. Caso contrario, el Sentido Ontológico ya que carece totalmente de influencia sobre la vida psicológica desde el punto de vista terapéutico. El Sentido Ontológico sólo incide favorablemente en el ámbito psíquico, cuando se acompaña de un Sentido Existencial. (9)

Por ende, estos tres componentes son los que se equilibran entre sí, bajo la guía de la parte noética, determinan el bienestar, o salud.

## La vida moderna y el proceso de salud/enfermedad

Vivimos en una sociedad del tipo capitalista, la cual ha sido extremada, por la visión neoliberal, de extremo egoísmo, competitividad y centrada en la obtención de la máxima ganancia a cualquier costo; ha generado una sociedad del rendimiento maximizado, con una alta desigualdad, con una gran concentración de los recursos y con una extrema sensación de inseguridad; en la que somos "empresarios" de nosotros mismos, y que, con tal de lograr el éxito y la felicidad, que básicamente es ser millonario y mostrarlo, nos convertimos en nuestros más severos e impiadosos explotadores. Esta determinación de explotarnos, superando incluso los límites que impone la fisiología, que es aparentemente "nuestra", es una esclavitud voluntaria, que hemos incorporado como nuestro capataz como a un homúnculo interior disfrazado de emprendedor y meritócrata por pura determinación personal, ha creado el "animal laborans" que se explota a sí mismo, voluntariamente y sin coacción externa (10) (11).

Esto lo expresa muy bien Byung-Chul Han en la siguiente cita, "La explotación a la que uno mismo se somete es mucho peor que la externa, ya que se ayuda del sentimiento de libertad. Esta forma de explotación resulta, asimismo, mucho más eficiente y productiva debido a que el individuo decide voluntariamente explotarse a sí mismo hasta la extenuación".

Ahora este contexto de vida y forma de vida lleva a la generación de múltiples estresores, tanto físicos, materiales, como mentales, emocionales y si vemos un poco más allá incluso de tipo espiritual, que descalabran el equilibrio del organismo, en cada uno de sus partes que lo conforman.

Aterrizando estos estresores en algo concreto, el sistema de vida capitalista, altamente competitivo, desigual e individualista genera situación de dificultad a la hora de obtener los recursos necesarios para tener una forma de vida adecuada y tranquila para satisfacer las necesidades, por lo cual se generan dos estresores increíblemente potentes que son la pobreza material, es decir, no poder tener lo mínimo siquiera para poder subsistir, y el de la fragilidad e inseguridad de la existencia, que genera un miedo enorme a la no existencia física, o en su defecto a perder lo poco que se posee, que en una sociedad capitalista, es casi lo mismo que no existir.

Es tan así que diversos estudios (12), indican que la pobreza acorta la vida de las personas incluso más que la obesidad, el consumo elevado de alcohol y la hipertensión; ya que el nivel socioeconómico no solo empeora algunos factores de riesgo clásicos, como lo son el alcoholismo, la drogadicción, y la obesidad, sino que a la vez se ve empeorado por ellos, en una suerte de círculo vicioso; sino que además, el estatus socioeconómico por si solo se asocia con la mortalidad prematura de forma independiente de los demás factores de riesgo (12) (13).

Pero esto no es todo, ya que una condición de precariedad, inseguridad y miedo (o sea estresores emocionales) constante, genera un estado de hipervigilancia, que es un estado emocional elevado de sentirse siempre "en guardia", el cual puede evitar que las personas tomen decisiones de estilo de vida saludables; haciendo que la hipervigilancia crónica puede provocar hipertensión, enfermedad cardiovascular, deterioro de la memoria, trastornos de ansiedad y dificultad para regular las emociones (14). Y esto porque al estar expuesto a un estrés contante el cuerpo reacciona ante el estresor con el mecanismo antes explicado, generando una alta liberación de citoquinas proinflamatorias, y manteniendo además un alto nivel de cortisol por largo tiempo, que tal como se muestra en diversos estudios, (15) (16) en los que se pesquisaron niveles elevados de cortisol en niños de 4 años que crecen en circunstancias de alto estrés (niños que viven en zonas de alta violencia, y pobreza), y esa elevación crónica de cortisol se asoció con un incremento en la liberación de proteínas inflamatorias como la Interleukina 6 que llevo a fibrosis y cicatrices en las paredes vasculares de las arterias resultando en un engrosamiento de la íntima y media; además en estos niños de condición socioeconómica baja se encontró engrosamiento de la íntima y media de la arteria carótida a los 18 años y el cual se asoció con un riesgo cardiovascular aumentado en la adultez. Este efecto del estrés constante, no solo afecta a nivel cardiovascular, sino que también a nivel metabólico, ya que (17) (18) se ha descrito que muchos pacientes en países pobres, la resistencia a la insulina puede entenderse mejor como consecuencia de la crisis, el desplazamiento y el trauma, en lugar de como el producto de malas elecciones dietéticas o de estilo de vida; y es tan claro esto que las formas crónicas de estrés y las experiencias de trauma o violencia exacerban y ayudan a explicar las tasas notablemente altas de diabetes tipo 2 entre los pueblos indígenas en comparación con la población general en muchos países.

Pero el efecto de un medio de estrés constante no solo causa un daño asociado a patologías crónicas como las cardiovasculares, sino también, las "clásicas" infecciones también se favorecen de este contexto, ya que como se menciona en (19) indican que las reacciones graves al estrés, incluso las transitorias, se asocian con aumento del riesgo de infecciones potencialmente mortales, tanto en el corto como en el largo plazo. Y esto se explicaría por una hipótesis que plantea que al estar la infección en un medio de inflamación subyacente basal que es ocasionada por el estrés crónico, va a existir una resistencia en el receptor de glucocorticoides, el que tiene acción antiinflamatoria, lo cual no estar "funcional" produce una sobreproducción de citocinas inflamatorias, empeorando la situación. Este concepto fue apoyado por varios estudios, entre ellos el presente, dando a entender que el estrés traumático puede empeorar la gravedad de las infecciones a futuro.

Además hay que indicar, tal como se mencionó anteriormente, el daño por un estresor crónico, también afecta a nivel psiquiátrico, ya que se ha estudiado (20) (21) que la exposición sostenida a un agente estresor provoca cambios estructurales en la corteza prefrontal, el hipocampo y la amígdala; y precipita, esquizofrenia, enfermedad bipolar, ansiedad, depresión mayor, deterioro cognitivo, trastorno de estrés postraumático (TEPT) entre otras patologías psiquiátricas; y aumento de la resiliencia, de la adaptación y de la sensibilidad a nuevos estresores por parte del organismo en su totalidad. Por ejemplo, se sabe que en los estados permanentes de miedo y el TEPT provocan modificaciones estructurales en diversas regiones cerebrales, como la corteza prefrontal y el hipocampo, como la reducción del tamaño inducido por la acción continuada del cortisol, y la amígdala que presenta un aumento en diferentes áreas. Importante resaltar, lo recién mencionado ya que la liberación de cortisol son procesos que comprenden la respuesta fisiológica al estrés de cualquier tipo, por lo cual se va a producir siempre una alteración y una activación en conjunción del sistema límbico y de la neocorteza, en las respuestas al estrés, la cual modula el surgimiento de emociones y recuerdos de situaciones que condicionan la intensidad de la emoción, la cual a su vez al ser relacionadas con un estresor particular aumentan el estrés en general, generando así un círculo vicioso de auto estrés, en la que el estresor una vez ya superado, se queda en la emocionalidad, la cual genera o mejor dicho revive al estresor perpetuando el estrés. Con respecto al efecto de los estresores a nivel psiquiátrico este no solo queda en los individuos dañados, sino que se traslada a las generaciones posteriores, ya que se ha comprobado que la población que vive en barrios pobres y de alto estrés, pueden generar efectos dañinos multigeneracionales en el desarrollo cognitivo, cosa que si logran un cambio de barrio a otro sin estresores constantes esta tendencia cambia e incluso pasa a generar beneficios (22). Además, hay que mencionar y recordar que estos estresores que pueden llevar a generar todos estos problemas, su aparición va a depender de la capacidad de tolerancia y adaptación de cada individuo.

Por último, dado lo anterior junto con otros estudios se sabe que las enfermedades prevalentes siempre se vinculan a los modos de vida de una sociedad en un momento determinado. Por ende, la epidemiología actual del siglo XXI no sería posible sin sus raíces históricas específicas, sin sus valores, sus creencias y sus modos de existir (23).

## Análisis sobre que es salud o bienestar y sobre que es enfermedad

Como ya se mostró anteriormente, el modelo de vida actual, capitalista neoliberal, que está en crisis, básicamente, es un modelo que busca obtener la mayor ganancia a cualquier costo, incluso de ser necesario destruyendo el ambiente y la vida de las personas. Por cual al ser lo único que interesa obtener la máxima ganancia, implica en el ámbito de la salud, que lo único que importa, es que quien produce la riqueza que es la vida, en este caso el ser humano, debe al menos mantenerse funcional, al sistema, y que esa funcionalidad a su vez, no genere muchos gastos, es decir, funcione y produzca, pero no pida bienestar que es muy caro. Y esta mentalidad que se desarrolló basado en el materialismo positivista de lógica lineal, con un fin único que es la máxima ganancia a cualquier costo, a moldeado a la medicina, no sin desconocer los grandes avances que este pensamiento generó, con respecto a su finalidad, y su base filosófica, esta se puede caracterizar en 4 puntos o principios, que se han convertido en actos de sentido común y son que, 1. Las personas no deben sufrir; 2. Cualquier esfuerzo está justificado para mantener a las personas activas y productivas; 3. Un síntoma para el que no se encuentra daño que lo justifique no existe como enfermedad; 4. La medicina se ocupa de las causas próximas, no de las causas raíz que escapan a su estrecho campo de visión (42). Es decir, centra su accionar en lo físico o corporal, pero incluso ni eso importa, sino que interesa en que sea útil y funcional al modelo económico, y nada más. Esta centralidad, por ende, niega la existencia de algo más en el ser humano, y más aún lo niega como ser vivo convirtiéndolo solo en un medio, y no un fin (negando el imperativo categórico Kantiano).

Esto implica que la definición de salud actual se centra solo en lo corporal y su funcionalidad productiva económica, lo cual claramente es un error, que se puede ver a simple vista, ante esto la OMS ha generado una definición más amplia, de salud, que dice, que "La salud es un estado de completo bienestar físico, mental y social, y no solamente la ausencia de afecciones o enfermedades"; la cual es mucho más amplia y claramente mejor, pero pese a eso aún se queda corta, ya que en esencia no abarca la totalidad del ser humano, y aun así no se usa tanto en la práctica cotidiana a la hora de evaluar si está o no saludable el paciente.

Con la información expuesta anteriormente como base, se busca desarrollar una nueva propuesta de definición de salud, a nuestro criterio más adecuada y además buscar cómo lograrla y mantenerla. Lo esencial primero es mencionar que los seres humanos (probablemente también todo ser vivo), no es un ser unidimensional, sino más bien un ser multidimensional, tal como lo expresa Frankl, al precisar que el ser humano es una unidad, "triple", ya que presenta un eje corporal o somática, un eje psíquico, y un eje espiritual o noetico, es decir, que el ser humano va más allá de solo tener un cuerpo sano, sino requiere de una totalidad en bienestar. Con esto en mente hay que agregar que la idea de homeostasis, que implica la mantención de los diversos rangos corporales en niveles adecuado, por lo cual incluyendo el concepto de la homeostasis, más allá de si es plenamente correcto o no, si asegura y permite decir, que el ser humano necesita que su organismo este en y con ciertas características para que pueda funcionar, con eso en mente, y sumado a la triple dimensionalidad del ser humano, de alguna manera estos tres ejes que conforman la unidad humana, deben estar en coordinación y equilibrio para que todos en su interacción estén con la características para poder funcionar plenamente; más allá de que estos ejes tengan algún tipo de "jerarquía", en la que lo corporal depende de lo psíquico y este de lo espiritual.

Entonces con lo recién expuesto, podemos decir, que, para estar sano, al menos necesito un equilibrio funcional y pleno entre los componentes del ser humano en sí.

Sin embargo, el ser humano, vive en contacto con el otro, ya sea otro ser o la naturaleza, la cual interactúa con nosotros, y esa interacción puede romper el equilibrio, que tenemos en el tiempo cero por decirlo de algún modo; y esas situaciones son las que llamamos "estresores", las que pueden ser de índole variada, o sea no es algo especifico, puede ser todo y de todo, incluso cosas no materiales (esto se desarrolla más anteriormente). Tal como mencionamos esos estresores actúan sobre el equilibrio del ser humano; pero se ha visto que el ser humano tiene un método de resistir ante estos estresores, y es lo que se le ha denominado alostasis, esta es un mecanismo de respuesta ante los estresores, que se denomina en general capacidad de carga o de adaptación. Este mecanismo de respuesta tiene un fin claro que es el de volver al equilibrio inicial o mantener el equilibrio basal ante una variación estresante del entorno, o en su defecto mantener "funcional" mas no "bien" al ser humano principalmente en la parte corporal, ante un estresor, ya que esto se desarrolló con un fin evolutivo de reproducción, mas no el de vivir bien (importa la cantidad no la calidad de la especie y su desarrollo ante un contexto estresante); lo cual a primeras es maravilloso, pero tiene una parte oscura y es que es muy desgastante energéticamente, e incluso puede ser dañino, ya que sus mecanismos si se mantienen a largo plazo, como con estresores crónicos generan mucho daño (en especial el ambiente proinflamatorio que genera), esto pese a su gran utilidad para la sobrevivencia y funcionalidad.

Por ende, sintetizando, dado que la homeostasis y la alostasis implican de una u otra forma siempre la búsqueda del equilibrio interno; la primera mostrando la idea un rango adecuado para funcionar, y la segunda (alostasis) mostrando que el entorno influye tanto así que incluso cambia el rango de "equilibrio", desde uno de bienestar a uno funcional, hasta que el estresor hace que el equilibrio se rompa. Por lo tanto, la clave en la salud es el equilibrio, ¿De qué?, obviamente de las dimensiones del ser humano, ya antes mencionadas; la dimensión somática, la psíquica y la noetica y ese equilibrio debe ser a su vez no dependiente de los desequilibrios del entorno, pero si en el entorno en cuanto al sentido (parte noetica) de la relación. Y como dice Frankl ese sentido es la clave de todo ya que todo lo demás se subordina a este, ya que es el eje del equilibrio, y este a su vez depende del espíritu, o sea una especie de yo intrínseco verdadero y estable (punto clave para después).

Luego de todo esto al fin podemos plantear una definición de salud, que a nuestro criterio es la más optima, y es que salud es un estado de completa armonía y equilibrio, de cada dimensión humana (corporal, psíquica y espiritual) entre sí en y con un sentido, es decir, subordinada al espíritu, en su entorno; el cual debe permitir y procurar su máximo desarrollo; cabe aquí hacer hincapié que este desarrollo no es el desarrollo económico material, sino un desarrollo en cuanto a sentido en la vida, en integración con la totalidad, ya que ese desarrollo y equilibrio en el entorno se da en sanidad solo si se encuentre el sentido en la parte noetica o espiritual.

**Enfermedad:**

Con base a lo propuesto anteriormente, que ha grandes rasgos, es que la salud es un equilibrio armónico entre los componentes del ser humano en su entorno, por lo cual un ser se conforma en un equilibrio determinado, y también con este desarrolla elementos que permiten soportar los estresores que ese contexto le da, lo que se le denomina capacidad de carga o alostatica.

Ahora cuando el organismo se enfrenta a un estresor (es de infinitas naturalezas, pueden ser físicos, o psíquicos, reales o irreales, etc.) este va a injerir sobre algún elemento de los equilibrios y pueden o no haber consecuencias. Las consecuencias de esa injerencia, va a depender de factores propios del estresor y del organismo que enfrenta el estresor; ya que si el organismo enfrenta un estresor que no supera su "homeostasis", por ser débil en intensidad o muy breve, no habrá efecto sobre el organismo; pero si el estresor es de mayor intensidad el organismo que tiene una capacidad de carga/tolerancia/ adaptación (alostasis) (que varía de persona a persona) que le permite tolerar la situación no en ideales condiciones pero funcionante, si y solo si el estresor es de tiempo acotado. Ahora si la intensidad del estresor es de tal fuerza que sobrepasa la capacidad de carga, simplemente el organismo se daña y genera una "enfermedad"; sin embargo hay otra variante que se debe destacar y habíamos mencionado, que es la de que si el estresor no es tan fuerte como para sobre pasar la capacidad de carga o alostasis del cuerpo, pero si sobre pasa la homeostasis, y además es de duración larga, el cuerpo por hacer uso de su alostasis ya se desgasta y a su vez favorece que ya sea el mismo estresor, u otro que quizás antes en óptimas condiciones no lo harían generen es este contexto una superación del de la capacidad de carga y causen daño y por ende enfermedad.

Con lo anterior podemos decir, que un organismo se enferma, cuando su equilibrio armónico natural de sus partes se ve roto por un estresor, que supera las capacidades de carga del organismo.

Finalmente, con estas definiciones, de los procesos de salud y enfermedad, se logra una caracterización más neutra y universalista, que da un concepto que permitiría desarrollar una especie de modelo, que lograría evaluar de mejor forma a los pacientes en el diagnóstico y en los tratamientos. Ya que al integrar en un equilibrio la multidimensionalidad humana con sus particularidades, logra un entendimiento total y unitario del ser humano y lo más importante con y en un sentido, lo cual a su vez nos da una guía y herramienta fundamental para enfrentar el problema que se provoca cuando este equilibrio se pierde, fenómeno conocido como enfermedad, que es en definitiva la parte básica del leitmotiv de la acción médica.

**Bibliografía y referencias**

1- Flichtentrei D. IntraMed [Internet]. IntraMed - Articulos - ¿Qué es la alostasis? Una serie de conceptos clave para comprender la realidad que nadie nos ha enseñado, pero son fundamentales.; [consultado el 18 de noviembre de 2021]. Disponible en: https://www.intramed.net/varios/imprimir.asp?contenidoID=92692&print=1

2- Sterling P. Homeostasis vs Allostasis. JAMA Psychiatry [Internet]. 1 de octubre de 2014 [consultado el 18 de noviembre de 2021];71(10):1192. Disponible en: https://doi.org/10.1001/jamapsychiatry.2014.1043

3- Wells JC. The diabesity epidemic in the light of evolution: insights from the capacity–load model. Diabetologia [Internet]. 27 de agosto de 2019 [consultado el 18 de noviembre de 2021];62(10):1740-50. Disponible en: https://doi.org/10.1007/s00125-019-4944-8

4- Pastor E. IntraMed [Internet]. IntraMed - Entrevistas - Asociacion Latinoamericana de Medicina Ortopedica (Argentina); [consultado el 18 de noviembre de 2021]. Disponible en: https://www.intramed.net/varios/imprimir.asp?

contenidoID=86842&print=1

5- R.M. Nesse, S. Bhatnagar, B. Ellis Fuente: Stress: Concepts, Cognition, Emotion, and Behavior http://dx.doi.org/10.1016/B978-0-12-800951- 2.00011-X Evolutionary Origins and Functions of the Stress Response System.

6- Chovatiya, R., & Medzhitov, R. (2014). Stress, inflammation, and defense of homeostasis. Molecular Cell, 54(2), 281–288.

7- Pavón RL, Hernández ME, Loría SF, et al. Interacciones neuroendocrinoinmunológicas. Salud Mental. 2004;27(3):19-25.

8- Greene, J. A., & Loscalzo, J. (2017). Putting the patient back together — social medicine, network medicine, and the limits of reductionism. The New England Journal of Medicine, 377(25), 2493–2499.

9- Gengler, J.. (2009). ANÁLISIS EXISTENCIAL Y LOGOTERAPIA: BASES TEÓRICAS PARA LA PRÁCTICA CLÍNICA. Psiquiatria y salud mental, XXVI, pp 200-209.

10- Flichtentrei, D. (2018). Querido Tom (The show must go on). 2021, de IntraMed Sitio web: https://www.intramed.net/varios/imprimir.asp?contenidoID=91969&print=1

11- Stringhini, S., Carmeli, C., Jokela, M., Avendaño, M., Muennig, P., Guida, F., … Zins, M. (2017). Socioeconomic status and the 25 × 25 risk factors as determinants of premature mortality: a multicohort study and meta-analysis of 1·7 million men and women. Lancet, 389(10075), 1229–1237.

12- Casino, G. (2017). ¡Es la pobreza, estúpido! Sobre el gran factor de riesgo de la mortalidad prematura olvidado por la OMS. 15-02-2021, de IntraMed / Fundación Esteve Sitio web: https://www.intramed.net/varios/imprimir.asp?contenidoID=90609&print=1

13- Roos, L. L., Wall-Wieler, E., & Lee, J. B. (2019). Poverty and early childhood outcomes. Pediatrics, 143(6), e20183426.

14- Tung, E. L., Hawkley, L. C., Cagney, K. A., & Peek, M. E. (2019).

Social isolation, loneliness, and violence exposure in urban adults. Health Affairs (Project Hope), 38(10), 1670–1678.

15- Barr, DA. The Childhood Roots of Cardiovascular Disease Disparities. Mayo Clin Proc. 2017 Sep;92(9):1415-1421. doi: 10.1016/j.mayocp.2017.06.013. PMID: 28870356.

16- Kivimäki, M., Steptoe, A. Effects of stress on the development and progression of cardiovascular disease. Nat Rev Cardiol 15, 215–229 (2018). https://doi.org/10.1038/nrcardio.2017.189

17- Wells, J.C.K. The diabesity epidemic in the light of evolution: insights from the capacity–load model. Diabetologia 62, 1740–1750 (2019). https://doi.org/10.1007/s00125-019-4944-8

18- Carruth, L., & Mendenhall, E. (2018). Social aetiologies of type 2 diabetes. BMJ (Clinical Research Ed.), 361, k1795.

19- Song, H., Fall, K., Fang, F., Erlendsdóttir, H., Lu, D., Mataix-Cols, D.,et al. (2019). Stress related disorders and subsequent risk of life threatening infections: population based sibling controlled cohort study. BMJ (Clinical Research Ed.), 367, l5784.

20- Oken BS, Chamine I, Wakeland W. A systems approach to stress, stressors and resilience in humans. Behav Brain Res. 2015 Apr 1;282:144-54. doi: 10.1016/j.bbr.2014.12.047. Epub 2014 Dec 27. PMID: 25549855; PMCID: PMC4323923.

21- McEwen, B. S. (2017). Allostasis and the epigenetics of brain and body health over the life course: The brain on stress: The brain on stress. JAMA Psychiatry (Chicago, Ill.), 74(6), 551–552.

22- Noakes, T. D. (2012). Fatigue is a brain-derived emotion that regulates the exercise behavior to ensure the protection of whole body homeostasis. Frontiers in Physiology, 3, 82.

23- Hargraves, I. G., Behfar, A., Foxen, J. L., Montori, V. M., & Terzic, A. (2018). Towards regeneration: the evolution of medicine from fighting to building. BMJ (Clinical Research Ed.), 361, k1586.

24- Chirino, Y., Gamboa, J.. (2008). Bioética y manejo del dolor La base de la bioética es el respeto a la dignidad humana y a la vida.

Revista Dolor, Clínica y Terapia, 5, pp.1-5.

25- Flichtentrei, D. (2018). Clínica de la soledad Una serie de conceptos clave para comprender la realidad clínica que nadie nos ha enseñado pero son fundamentales. 15-02-2021, de IntraMed Sitio web: https://www.intramed.net/varios/imprimir.asp?contenidoID=92731&print=1.

26- Barr, DA. The Childhood Roots of Cardiovascular Disease Disparities. Mayo Clin Proc. 2017 Sep;92(9):1415-1421. doi: 10.1016/j.mayocp.2017.06.013. PMID: 28870356.

27- Pastor, E.. (2016). Dolor miofascial. Primera parte.. 15-02-2021, de Clinica UNR Sitio web: www.clinica-unr.com.ar.

28- Pastor, E.. (2016). Dolor miofascial. Segunda parte.. 15-02-2021, de Clinica UNR Sitio web: www.clinica-unr.com.ar.

29- Koval, P. (2003). Dolor Miofascial y Pérdida de la Movilidad en el Anciano. Revista Dolor Clínica y Terapia, II, pp 13-20.

30- Toye, F., Seers, K., Allcock, N., Briggs, M., Carr, E., Andrews, J., & Barker, K. (2013). Patients' experiences of chronic non-malignant musculoskeletal pain: a qualitative systematic review. The British Journal of General Practice: The Journal of the Royal College of General Practitioners, 63(617), e829-41.

31- Christensen, A. V., Juel, K., Ekholm, O., Thrysøe, L., Thorup, C. B., Borregaard, B., … Berg, S. K. (2020). Significantly increased risk of all-cause mortality among cardiac patients feeling lonely. Heart (British Cardiac Society), 106(2), 140–146.

32- Marmot, M.. (2017). The health gap: Doctors and the social determinants of health. Scandinavian Journal of Public Health, 45, pp 686 - 693.

33- Vlaeyen, J. W. S., Maher, C. G., Wiech, K., Van Zundert, J., Meloto, C. B., Diatchenko, L., … Linton, S. J. (2018). Low back pain. Nature Reviews. Disease Primers, 4(1), 52.

34- Balagué F, Mannion AF, Pellisé F, Cedraschi C. Non-specific low back pain. Lancet. 2012 Feb 4;379(9814):482-91. doi: 10.1016/

S0140-6736(11)60610-7. Epub 2011 Oct 6. PMID: 21982256.

35- Templin, C., Ghadri, J. R., Diekmann, J., Napp, L. C., Bataiosu, D. R., Jaguszewski, M., ... Lüscher, T. F. (2015). Clinical features and outcomes of takotsubo (stress) cardiomyopathy. The New England Journal of Medicine, 373(10), 929–938.

36- Romera E, Perena MJ, Perena MF and Rodrigo MD. Neurophysiology of pain. Rev Soc Esp Dolor 2000; 7: Supl. II, 11-17.

37- Nesse, R. M., & Schulkin, J. (2019). An evolutionary medicine perspective on pain and its disorders. Philosophical Transactions of the Royal Society of London. Series B, Biological Sciences, 374(1785), 20190288.

38- Behforouz, H. L., Drain, P. K., & Rhatigan, J. J. (2014). Rethinking the social history. The New England Journal of Medicine, 371(14), 1277–1279

39- Sturmberg, J. P., Picard, M., Aron, D. C., Bennett, J. M., Bircher, J., deHaven, M. J., ... Melis, R. J. F. (2019). Health and disease-emergent states resulting from adaptive social and biological network interactions. Frontiers in Medicine, 6, 59.

40- Mendenhall, E., Kohrt, B. A., Norris, S. A., Ndetei, D., & Prabhakaran, D. (2017). Non-communicable disease syndemics: poverty, depression, and diabetes among low-income populations. Lancet, 389(10072), 951–963.

41- Huang, T., Lin, SH., Malewicz, N.M. et al. Identifying the pathways required for coping behaviours associated with sustained pain. Nature 565, 86–90 (2019). https://doi.org/10.1038/s41586-018-0793-8.

# CAPÍTULO 2
# Propuesta de tratamiento

**Introducción**

A lo largo de la historia, se han planteado a grandes rasgos dos modelos principales de manejo o tratamiento, que aún persisten hoy en día.

El primer modelo es el de salud pública, epidemiologia clásica o biomédico:

Esta visión de salud se desarrolló en un contexto filosófico y social particular. Esa visión es la del racionalismo que luego derivo en el positivismo, que a su vez en un contexto determinado permitió el desarrollo del capitalismo, modelo de características egoísta, individualista, competitiva, monopólica (estas características serán importantes para un análisis posterior) que tiene como fin obtener la máxima ganancia posible.

Volviendo a la salud, en un contexto hegemónico de ideología capitalista, que permea en todo se impuso la lógica que sustenta esta idea, que es en esencia el positivismo, el cual por supuesto a comandado el pensamiento en la salud, generando un modelo conocido como biomédico de salud o epidemiología clásica. Esta idea positivista, implica una mirada explicativa de los fenómenos y los procesos de salud, de tipo biologicista, reduccionista, lineal y de causa efecto en la cual se enfoca solo en el órgano dañado y no en el enfermo y en su totalidad de la que forma parte la comunidad en la que vive, la que a su vez también enferma cuando unos de sus miembros está mal, afectando a los demás, es decir, la biomedicina tenía una noción mecanicista e independiente del cuerpo como suma de partes, dando una identificación al cuerpo humano con una máquina. Por lo tanto a partir de esta lógica, de partes reemplazables y reparables, una enfermedad es por un problema o causa determinada especifica (ha intentado ampliarse esta mirada desarrollando una visión multifactorial o de determinantes en salud, pero pese a eso sigue siendo con lógico lineal y reduccionista, ya que ve los eventos de manera independiente.), que causa una falla del mecanismo, que en un inicio y en el contexto en que se desarrolló estas ideas principalmente el S. XIX, eran los microbios, generando casi la idea de un "microbio una enfermedad". Claramente esto luego evoluciono al reconocer otras causas o estresores como causantes de enfermedad, eso sí, sin embargo, la lógica de base nunca se perdió, y siempre fue la misma, reduccionista y de linealidad de causa y efecto.

Es tan así y tan hegemónica la visión de que salud, es cuando no hay un problema o causa puntual, que, todo lo relacionado con la salud, se analiza con la lógica positivista-capitalista; que el sistema que trata mantenerla (la salud de los individuos) obviamente también se desarrolla con esa lógica, generando medidas y conductas que no buscan o mejor dicho no tienen como fin la salud o la vida humana, si no el procurar que se logre la máxima ganancia al menor costo posible, que en la mirada de la medicina, es asegurar la salud "suficiente", para lograr mejorar la ganancia, con la menor inversión económica posible; es decir, en el capitalismo se busca mantener al trabajador apto para su labor, mas no así para su bienestar integral, (estilo capitalismo industrial), incluso llegando a tal nivel, que no solo generan ganancia por medio de explotar, sino que además generan ganancia con la salud misma que sirve para mantener a la gente funcional para ser explotada, o sea la gente paga para mantenerse funcional y ser explotada (estilo neoliberal).

En tanto el segundo modelo es el de la medicina social o colectiva:

El modelo de medicina social nace desde la periferia global oprimida, en el mundo del capitalismo, por medio de un proceso social, histórico, económico, político, cultural, ambiental, y biológico. En el cual se realiza una crítica, primero a la visión ideológica hegemónica, de relación entre las sociedades, que es el capitalismo, ya que esta solo representa la conveniencia de los grupos hegemónicos opresores, negando cualquier bienestar a la mayoría oprimida.

Esta crítica, puntualmente en el tema de la salud, se ve descubierta e impulsada, en que, a pesar de los avances en la técnica médica, según la idea reduccionista y mecanicista de esta, se siguen dando grandes diferencias en la salud en los grupos humanos que NO son explicadas con el modelo biomédico reduccionista. Por lo cual en los lugares oprimidos o "del sur" se debió buscar una nueva forma de plantear la situación de salud, para poder dar respuesta a estos problemas; encontrando que las diferencias en los indicadores de salud entre los distintos grupos se producen socialmente, ya que esta situación es la única y más evidente diferencia entre los distintos grupos humanos, por lo cual determinaron que su origen dependía de factores políticos, económicos, y/o culturales; y que al ser tan disimiles con un alto bienestar para unos y una gran miseria para los otros, claramente son injustas, puesto que se generan a través de situaciones inaceptables, como lo es la desigualdad social, que implica, sub desarrollo, pobreza, perdida de derechos y antidemocracia (La desigualdad se explica por las característica monopólica del capitalismo que se da tanto al interior de un país como entre países).

Entonces la visión del "sur" oprimido crítico, deconstruyo la mirada "clásica" y a partir de su realidad, eslabonó la construcción integral del objeto salud, con una práctica integral de transformación. No la transformación de "riesgos" aislados o "factores determinantes", sino la incidencia sobre procesos de determinación que implican modos históricos estructurales; desarrollando la "determinación social", como la idea eje del modelo de la medicina social o epidemiologia Latinoamericana que se desarrolló, en la cual se enfatiza que la salud y la enfermedad no son hechos solamente biológicos (visión reduccionista) y con sustento positivista, sino que sobre todo son sociales y de relaciones; haciendo así un cambio de lógica pasando de una idea de salud unidimensional y lineal, a una salud multidimensional en unidad y totalizante. Haciendo por lo tanto que la medicina social defina los problemas y desarrolle sus investigaciones a través de unidades de análisis sociales e individuales, obviamente en un encuadre teórico-metodológico colectivo, que se expresa en lo concreto por medio del concepto de la praxis, que se entiende como la interrelación entre pensamiento y acción, en la que el eje es buscar el cambio social por medio de la "palabra", el "ejemplo" y la organización.

Es importante mencionar que, en esa búsqueda de superar el causalismo, y dado el origen situado de esta crítica, es más que evidente que dentro de esta corriente se hayan dado, algunas variantes a la idea base antes expuesta. Una vertiente crítica latinoamericana que existe enfatiza, en la contextualización y la búsqueda de sentido de la relación "exposición"-"riesgo" en los modos de vida, según el desarrollo histórico, de las políticas sociales y la estructuración social, para lograr entender la determinación social.

En tanto otra línea teórica se ha centrado en una dialéctica de los órdenes colectivo e individual, que explica la capacidad generativa de lo individual y la capacidad de reproducción social de lo colectivo; es decir, analiza la determinación social (conocida en esta vertiente como la "determinación múltiple bajo interfases jerárquicas") a partir de la relación entre lo individual y lo social o colectivo enmarcado en la inserción estructural de los grupos.

Como última línea de trabajo mencionaremos una que ha trabajado la salud como un objeto complejo articulando el sistema de contradicciones que se dan, y enlazándolos en tres grandes dominios propios de la determinación social, que son el dominio general que corresponde a la lógica estructurante de acumulación de capital, con sus condiciones político culturales; el dominio particular de los modos de vivir con sus patrones estructurados grupales de exposición y vulnerabilidad; y el dominio singular, de los estilos de vida y el libre albedrío personal que viven las personas con sus condiciones fenotípicas y genotípicas. En correspondencia, ha trabajado las relaciones de poder como una matriz integrada: clase-género-etnia y ha incorporado la dimensión de la interculturalidad como condición de una objetividad y subjetividad innovadas en el conocimiento epidemiológico.

Ahora si hacemos una análisis a partir de la mirada sobre la salud, que desarrollamos y planteamos en el capítulo anterior, con su caracterización tridimensional, que integra las dimensiones componentes de la humanidad, la somática/materialista, psíquica y noética/espiritual, en un equilibrio y subordinadas a un sentido espiritual de la existencia en el entorno, nos muestra que la salud es un proceso mucho más complejo y superador de una mirada solo materialista y unicausal, ya que presenta una estructura múltiple y diversa.

Esto es importante ya que con solo ser multidimensional y factorial; evidencia que la visión reduccionista materialista del modelo biomédico es incompleta e insuficiente, ya que este modelo, solo analiza el fenómeno de la salud, con una lógica de causa efecto y reduccionista unicausal, lo cual niega totalmente lo complejo, y los múltiples elementos a los cuales los seres humanos se ven enfrentados a diario, que integran y coordinan en las múltiples dimensiones que componen al mismo.

Con lo antes dicho, claramente se desprende que el modelo biomédico es un modelo cojo, que no permite ver la totalidad del fenómeno de la salud ya que se enfoca en una sola situación y de carácter material negando el resto del ser humano, por lo cual es evidente que con ese modelo nunca se lograra una plena salud; por lo cual surge la pregunta ¿Por qué se mantiene tan hegemónica esta visión? Para responder esta pregunta, primero hay que reconocer que este modelo si ha logrado grandes avances en la salud, por ejemplo, con su situación paradigmática que es la lucha contra las enfermedades infecciosas que son manejadas de manera muy efectiva con su lógica lineal reduccionista, ya que, un microorganismo provoca una enfermedad, y al lograr que este se elimine, el problema se acaba por ende hay salud. Sin embargo, la situación actual de un mundo lleno de "medicamentos" que contrarrestan "causas puntuales" (antimicrobianos, antihipertensivos, antialérgicos, etc.) no han logrado superar por completo las enfermedades, pese a que, si permiten aumentar el tiempo de vida y funcionalidad de las personas, por lo cual reafirma que el modelo es incompleto. Con esto como base para llegar a una respuesta más definitiva, debemos indicar el sustento filosófico y el contexto social e histórico que desarrollo este modelo de salud; tal como habíamos dicho el modelo biomédico o de la epidemiologia clásica bebe de la idea racionalista, positivista y materialista en un contexto histórico de un pujante capitalismo industrial manejado por el imperio británico (es importante este punto, porque sus pensadores fundamentales son Locke y Hume, los cuales a grandes rasgos, dan preponderancia a lo inductivo, práctico y material); y debido a que es la visión predominante, toda actividad humana se ve permeada por estas ideas y en particular por el fin capitalista, que es obtener la máxima ganancia. Por lo cual esta mirada en salud que nace en el capitalismo, claramente es coherente con él, que con variaciones más o menos mantiene la misma base filosófica y premisa de obtener la máxima ganancia; lo que se expresa en que si se llega a abrir la mirada a otros factores sociales como estresores para atentar contra la salud (se ha hecho un poco con los determinantes de salud, pero más que lograr una integración es una clasificación categorial de factores.), el modelo económico se verá expuesto e impugnado por los que son desfavorecidos por este; obviamente se "debe proteger" aunque sea de manera inconsciente al no reconocer otras formas de ver la vida (inconscientemente defienden su ideología, porque temen que cambie, ya que si eso ocurre se sienten desvalidos), por lo cual abrir la mirada se convierte en un tabú. Además, desde el punto de vista capitalista, este modelo permite solo mantener funcional a las personas, ya que sana solo el "cuerpo" porque su mirada niega la complejidad y multidimensionalidad de la vida, y a su vez concuerda con la idea mecanicista, en la cual el trabajador es un engrane más de la maquinaria mayor del capitalismo (salud recupera un engrane de la maquina corporal, que a su vez es otro engranaje de la máquina mayor que es el capitalismo) para que puedan seguir siendo explotadas; lo cual lamentablemente se ha llevado al extremo en el neoliberalismo que incluso se negocia con la misma salud, cobrando para que la gente se mantenga funcional para seguir siendo víctimas de la explotación capitalista, es decir, a manera coloquial, "te cobran para que puedan seguir, aprovechándose de ti". En definitiva, el modelo biomédico, claramente es una visión incompleta, sesgada de la salud y por lo tanto parcialmente útil para lograr el pleno bienestar, y que solo se mantiene vigente por su sincronía y utilidad para el modelo imperante.

En tanto, la medicina social con su, posición de deconstruir la visión unilineal dado que no la representa y perpetua la injusticia, se abre a una visión multidimensional de la salud, lo cual lo hace más acorde con el modelo de salud planteado, sin embargo pese a que este modelo de medicina social, integra más elementos e incluso propone una lógica distinta de análisis de los fenómenos, como lo es la dialéctica, la cual también va acorde con el modelo de salud planteado; a nuestra impresión, el modelo de la medicina social se queda corto, porque pese a su apertura no reconoce lo espiritual de manera evidente, pese a reconocer los distintas cosmovisiones sobre todo de los aborígenes latinoamericanos, esto ya que no ve lo trascendente de la dimensión espiritual, me explico las personas que desarrollan el modelo de la medicina social si bien respetan y están abiertos a las cosmovisiones "no occidentales", siguen negando elementos de trascendencia del alma, inmortalidad, etc., debido a su formación y visión tan racional, materialista y occidentalizada.

Eso sí, pese a "la falla" antes mencionada, es posible apreciar que la propuesta de esta visión es más efectiva a la hora de analizar la situación de la salud, dado que no solo integra más elementos, sino que, en primer lugar, es más abierta, es decir, mira las distintas cosmovisiones y las respeta ya que no se debe olvidar que en la raíz de esta medicina está el pensamiento situado y no hegemónico, y en segundo término su visión unitaria y totalizante del fenómeno de salud, ya que al identificar como todo el entorno afecta en la salud de las personas, implica el reconocimiento de la comunidad como eje y base para la salud, lo cual aunque sea de manera indirecta o mejor dicho muy marginal, en esta teoría, expresa la existencia de un sentido, es decir, implica mejor dicho un sentido de existencia a los seres humanos, que ayuda a su vez lograr la salud plena. Me explico dado que el sustento de la salud es el sentido espiritual que actúa como el eje de la razón con lo corporal en el mundo; entonces al indicar y reconocer lo comunitario como base de la salud, hace evidencia de un sentido, es decir, que la vida y el bienestar en comunidad o sea el prodigar la existencia para procurar el máximo desarrollo (espiritual, psicoemocional y corporal) de todos los miembros que habitan en la comunidad (personas, animales y plantas), hace que la gente esté más sana; explicando en detalle este punto, por ejemplo si mi sentido es el bienestar de la comunidad, entonces yo entrego mi labor al bienestar de mi entorno, si todos los miembros hacen lo mismo, o sea todos entregan por su fin (con cierta organización para todo sea más eficiente y exitoso), o sea sin acción racional con arreglo a fines como dice Weber , a la larga todos reciben, y se da un bienestar para todos ya que, el dar ocurre porque es el sentido, y entonces si todos damos todos recibimos, y a nadie le falta nada.

Ahora, a partir de esta explicación surge una pregunta que puede cuestionar la viabilidad del planteamiento anterior, y es ¿por qué ese sentido de comunidad es el correcto, y no otro?, por ejemplo, uno más egoísta, que cause salud y bienestar. Para lograr solucionar esta interrogante, se puede realizar de muchas maneras y presenta muchas aristas, pero como este texto no pretende ser un tratado filosófico, lo plantearemos de la siguiente manera, si tomamos como base, que todo lo existente esta interconectado y es dependiente entre sí, tal como lo demuestra la relación entre plantas que producen oxígeno a partir del dióxido de carbono, y los animales que necesitan del oxígeno para vivir y expulsan el Dióxido de carbono como "desecho" el cual es fundamental para la vida vegetal; lo cual implica que de una u otra forma para que la vida ocurra se necesita de una cooperación "innata/ natural" de unas existencias con las otras, entregándose entre sí, en pos de un objetivo que es la vida misma, lo cual es lo esencial para el bienestar. Con esto quiero expresar que la cooperación no es algo practico, sino más bien es algo innato, "natural" y propio de toda vida para procurar las próximas vidas, tal como lo muestra Kropotkin en sus estudios de campo al indicar que la cooperación (lo tomamos como sinónimo de comunidad) y no la competencia es el factor que permite la evolución, y los numerosos artículos médicos en los cuales muestra que el cuerpo humano no está hecho para soportar altas tazas de estrés que genera la competencia constante del sistema capitalista. Entonces la comunidad es una gran expresión de esa cooperación, por lo tanto, la comunidad expresa la cooperación, que es el eje que permite defender la vida, y su mantención y desarrollo es el sentido absoluto de la existencia, por ende, la cooperación y la comunidad es clave para la salud (Comunidad incluye a todos los seres vivos que habitan en un lugar, incluyendo animales, plantas y seres humanos).

Entonces para sintetizar lo clave es darse cuenta de que para lograr un pleno bienestar y salud, debemos enfrentar el proceso de salud y enfermedad de la manera más amplia posible, y a su vez unitariamente; integrando no solo la materialidad de la vida sino principalmente su espiritualidad en cuanto al sentido de la vida, que a grandes rasgos no es más que la lucha por la propia vida. Con esto como base cualquier modelo que se plantee para poder obtener este preciado fin, debe si o si tener como fundamento la vida misma, y no la explotación o el uso de esta para otros fines que la destruyan.

Y es por eso en esencia que el modelo biomédico de la epidemiología clásica falla y siempre lo hará, ya que desde su raíz de origen está enferma, porque su esencia se forma en y con la del capitalismo cuyo fin es la obtención de ganancia a cualquier costo y ese costo incluye la vida misma. Esto además sin contar las fallas de su planteamiento en cuanto a su modelo, ya que ve la vida de manera lineal, reduccionista y materialista al extremo, imponiendo una visión única de la vida y negando la multidimensionalidad de la vida y que esas dimensiones a su vez están en unidad, en una dependencia de todo con todo.

En tanto con la medicina social Latinoamérica pasa lo contrario, ya que parte desde una fuente critica a la mirada y el pensamiento único y hegemónico del capitalismo, por lo cual ya parte de una base mucho mejor, ya que reconoce otros pensamientos, es decir, reconoce a los otros por lo tanto desarrolla un pensamiento multidimensional, y además eso integra o por lo menos reconocen las visiones de mundo de los pueblos del sur que discrepan totalmente de la del capitalismo. Sin embargo, no es la panacea ya que igual mantienen en alta estima la perspectiva materialista de la realidad, y no validan en demasía el elemento espiritual de la existencia pese a la apertura de las cosmovisiones del SUR global; lo cual aún hace que este modelo sea insuficiente, pero menos que el clásico. Pero pese a sus fallas, y dado que la verdad totalizante siempre se expresa, y más aún cuando se busca procurar la vida, hay que destacar que este modelo al plantear y darle la importancia que merece a la vida comunitaria y cooperativa, dada su apertura a las cosmovisiones por ejemplo andinas, cumple a nuestro criterio mucho mejor el objetivo de alcanzar una salud y un bienestar pleno a los seres humanos, ya que al inculcar la vida comunitaria y cooperativa, toma en cuenta, aunque de manera no explicita en la medicina social, el elemento del sentido espiritual de la existencia, que es la de procurar el desarrollo de la vida, mediante la cooperación y la comunidad (la cooperación es el factor clave en la evolución y en la perpetuación de la vida, lo cual es demostrado por los estudios de Pedro Kropotkin y en que la competencia crónica del sistema, no produce bienestar en las personas sino enfermedad).

Por lo tanto, en definitiva, el modelo que va a permitir lograr una salud plena es aquel que desarrolle una apertura y una integración de la totalidad, ya que si se está enfocado en solo una idea obviamente se parcializa la visión del mundo y por ende no permite llegar a la verdad.

Así que el objetivo del manejo que se planteará a continuación, será el de procurar una mayor apertura a la multidimensionalidad de la vida, y darle más importancia al elemento espiritual, ya que por medio de este se logra afianzar el sentido de la existencia que permite lograr y regular una armonización con los restantes elementos del ser humano, que cuando están en armonía lograr la salud y bienestar definitivo.

## Bibliografía y referencias

1-Almeida, N., & Silva, J. (1999). La crisis de la salud pública y el movimiento de la salud colectiva en Latinoamérica. Cuadernos medicos sociales, 75, 5–30.

2-Basile, G. (2021). Clase: Introducción al Pensamiento crítico latinoamericano en salud (material de aula). Texto creado para Diploma Superior CLACSO en Gestión y políticas de salud internacional y soberanías sanitarias.

3-Breilh, Jaime. "Una perspectiva emancipadora de la investigación e incidencia basada en la determinación social de la salud". Ponencia presentada en la Conferencia Mundial sobre Determinantes Sociales de la Salud. Movimiento por la Salud de los Pueblos, Río de Janeiro, octubre de 2011.

4-Breilh J. La determinación social de la salud como herramienta de transformación hacia una nueva salud pública (salud colectiva). Rev. Fac. Nac. Salud Pública 2013; 31(supl 1): S13-S27.

5-Casino, G. (2017). ¡Es la pobreza, estúpido! Sobre el gran factor de riesgo de la mortalidad prematura olvidado por la OMS. 15-02-2021, de IntraMed / Fundación Esteve Sitio web: https://www.intramed.net/varios/imprimir.asp?contenidoID=90609&print=1

6-Centro de Epidemiología Comunitaria y Medicina Tropical (Ecuador). (2001). Epidemiología y participación. Edición CECOMET.

7-Feo, O. (2021). Determinación Social o Determinantes... (material de aula). Texto creado para Diploma Superior CLACSO en Gestión y políticas de salud internacional y soberanías sanitarias.

8-Feo, O., Rivera, M. (2021). Clase: Estudios de Desigualdad y Salud. Determinación Socio ambiental de la salud y la vida (material de aula). Texto creado para Diploma Superior CLACSO en Gestión y políticas de salud internacional y soberanías sanitarias.

9-Gengler, J. (2009). ANÁLISIS EXISTENCIAL Y LOGOTERAPIA: BASES TEÓRICAS PARA LA PRÁCTICA CLÍNICA. Psiquiatría y salud mental, XXVI, pp 200-209.

10-Iriart, C., Waitzkin, H., & Breilh, J. (2002). Medicina social latinoamericana: aportes y desafíos. Revista Panamericana de Salud Publica, 12, 128–136.

11-Kropotkin, P. A. (2016). El apoyo mutuo: un factor de evolución. Pepitas de Calabaza.

12-Kropotkin, P. A., Tasín, N., Lebedeff, N., & Sierra, Á. G. (2021). Fijaos en la naturaleza. Pepitas de Calabaza.

13-Menéndez, E. (2005). El Modelo Médico y la Salud de los Trabajadores. Salud Colectiva La Plata, 1, 9–32.

14-Pastor, E. (2015). Dolor músculo esquelético ¿cómo abordarlo?. 15-02-2021, de IntraMed/ LAOM Sitio web: https://www.intramed.net/varios/imprimir.asp?contenidoID=86842&print=1

15-R.M. Nesse, S. Bhatnagar, B. Ellis Fuente: Stress: Concepts, Cognition, Emotion, and Behavior http://dx.doi.org/10.1016/B978-0-12-800951- 2.00011-X Evolutionary Origins and Functions of the Stress Response System.

16-Sobre el concepto de salud-enfermedad. Descripción y explicación de la situación de salud. (1990). Boletin Epidemiologico Organizacion Panamericana de la Salud, 10, 1–7.

17-Sterling P. Homeostasis vs Allostasis: Implications for Brain Function and Mental Disorders. JAMA Psychiatry.

2014;71(10):1192–1193. doi:10.1001/jamapsychiatry.2014.1043

## Esbozando un modelo general de tratamiento

Una vez que tenemos comprensión en el proceso de salud y enfermedad y además sabemos que los modelos de atención y tratamiento actuales no son lo suficientemente amplios para el manejo pleno y lograr así el bienestar de la población. Por lo tanto, nos vemos en la necesidad de plantear una solución y no solo quedarnos en el diagnostico. Esta debe ser una propuesta de manejo general de los problemas de salud basado en el modelo y la definición de salud y enfermedad desarrollado anteriormente, ya que variara según el paciente, la comunidad, el sistema de salud, la idiosincrasia del lugar, etc.

## El sustento de la propuesta

Dado lo anterior, la clave para entender y desarrollar un modelo de manejo es comprender el concepto de salud y sus implicancias, plenamente.

Para lo cual analizaremos la definición de salud la cual corresponde a un estado de completa armonía y equilibrio, de cada dimensión humana (corporal, psíquica y espiritual) entre sí en y con un sentido, es decir, subordinada al espíritu, en su entorno; el cual debe permitir y procurar su máximo desarrollo. Lo esencial de esta definición es la existencia de una multidimensionalidad que intervienen en la existencia y que además están sustentadas, armonizadas y equilibradas en si y entre si con un eje guía de sentido que da sustentación entre las dimensiones y con las dimensiones que conforman los seres vivos. Entonces si logramos obtener y mantener ese equilibrio armónico con sentido, las personas se encontrarán sanas, y ese es claramente el objetivo de este "tratamiento" o método lograr evitar que se pierda y si se llega a perder recuperarlo.

Ahora para lograr mantener el este equilibrio natural /sano (se considera lo sano como lo natural y propio del ser humano), el estresor que puede causar el desequilibrio, no debe afectar a la persona en su equilibrio, por lo cual nosotros planteamos que existen dos formas básicas de lograr la preservación del equilibrio, la primera es la de resistir o evitar el estresor, la cual es de por si demasiado "costosa" ya que implica no solo sobre preparar el organismo para un estresor el cual siempre es especifico, y el mundo de estresores es muy amplio por lo cual no es practico, sino además exponerse a que el estresor sea mayor a la preparación y la fortaleza del organismo, lo cual provocaría que "se rompiera" el organismo tal como una rama, generando un fenómeno llamado enfermedad, situación por lo demás poco practica porque nuestra "fortaleza" disminuye poco a poco con los años, al menos en el eje físico. Y la segunda es la que denominamos, como "el aceptar y el fluir" que seria que en vez de resistir, negar, pelear y apretar los dientes al estresor simplemente lo ignoras y te pasa por el lado, ósea en la práctica uno acepta la circunstancia sin más, y la suelta, es decir, que no te interese, pero no en el punto de que no te hagas cargo si no que; hagas lo que tengas que hacer sin esperar nada ningún resultado, y si no puedes hacer nada simplemente déjalo ir. Esto quizás se aprecie mejor con un ejemplo, en que, si te enfermas o tienes un problema, no te hagas el fuerte, renegando de la situación o cosas por el estilo para así no generes un estresor emocional extra al cual combatir, luego de un estresor basal que causo el problema inicial, o incluso generar uno de la nada, por ideas erróneas de la realidad.

## La propuesta

Dada la al menos tridimensionalidad del ser vivo, en un eje material, psíquico/emocional y espiritual o noético, el manejo propuesto se presentará desde el eje más simple al más complejo, es decir, desde el eje material al eje espiritual, y utilizando los modelos de obtención de conocimiento tanto descendente como y principalmente ascendentes que se describen en la introducción, de esta obra. Y teniendo como objetivo que el tratamiento, es reequilibrar, y fortalecer el equilibrio, ya que el equilibrio es natural y propio, por ende, la esencia es lo sano, y eso hay que recuperar y expresar.

**Manejo y equilibrio de los eje o dimensiones de las personas.**

La medicina positivista materialista, es decir, la medicina convencional alopática, muy en boga y predominante sobre todo en occidente y sus lugares de influencia ha centrado casi todo por no decir todo su esfuerzo en el manejo del eje material o corporal, logrando grandes avances a la hora de lograr la armonía corporal al desarrollar métodos para proteger a este los estresores o reparar las consecuencia que estos dejan, como lo son las campañas de inmunización, antimicrobianos, las diversas técnicas quirúrgicas, la nutrición, entre otras. En este escrito no pretendemos negar ni menospreciar los grandes avances que se han hecho en esta vertiente de la medicina, pero es evidente que ha dejado bastante de lado por ejemplo el efecto de la emocionalidad en la corporalidad, incluso llegando a negarla, aunque eso ha ido cambiando.

Volviendo al punto, el manejo y la búsqueda del equilibrio y armonía del eje material corporal, no se da solo con el "tratamiento" del cuerpo y los estresores "materiales" (por ejemplo, microorganismos, contaminación, etc.), sino que también es importante enfrentar los factores "mentales emocionales" que afectan al cuerpo, ya que es clave saber que es muy complicado, buscar un equilibrio en el eje psicoemocional, si al menos el eje corporal no está en un estado de al menos "tranquilidad".

Entonces para este desafío en el proceso de sanar, que es el de enfrentar los factores mentales emocionales nosotros estimamos, que lo más adecuado es el manejo bioenergético por medio de la psicoterapia corporal. (1).

El fundamento del manejo bioenergético fue dado por Wilhem Reich, a partir de diversos hallazgos que logro al formular la teoría del orgasmo, en los que fue logrando la comprensión social de la génesis de la neurosis, y descubriendo la identidad funcional entre el cuerpo y la mente, y el importante rol del sistema nervioso vegetativo en ello; además de encontrar una unidad básica de explicación para el bienestar del cuerpo, que es el fluir de la bioenergía del cuerpo, ya que si esta se estanca el malestar surge.

La base de esta idea de unidad básica planteada por Reich (que el probo por medio de experimentos empíricos), y de la sicoterapia corporal, es la diada tensión-carga, que provoca contracción-expansión, y placer-angustia. Que en la práctica se expresa como una tensión mecánica (provocada por un estresor)- eso por una carga bioeléctrica (ya sea fluyendo bienestar o estancado malestar)-descargar la bioelectricidad o energía (por ejercicio corporal) - y luego lograr relajación, y así conexión con el yo real y sano. Importante es mencionar que Reich constata con esto, que el mecanismo de contracción muscular es una respuesta refleja de los organismos frente al peligro, y que, si el peligro persiste a largo plazo, las contracciones se vuelven crónicas provocando el anquilosamiento del cuerpo y la consecuente disminución del movimiento natural del organismo, es decir va limitando la capacidad de respuesta espontánea, o sea menos capacidad de carga o tolerancia a más estresores de diverso tipo y más propensión a perder el equilibrio de la salud.

Ahora corresponde mencionar al menos una de las herramientas para lograr manejar la bioenergía, y ese es el Análisis Bioenergético, conocido popularmente como "Bioenergética", fue desarrollado originalmente en los años 50` por los Drs. Alexander Lowen y John Pierrakos como modo de contribuir al trabajo desarrollado por Wilhelm Reich; y es por lejos el modelo neo-reichiano más difundido en el mundo, gracias a la gran cantidad de publicaciones existentes en diversos idiomas.

El Análisis Bioenergético forma parte importante de la psicoterapia corporal, y es, por un lado, una técnica psicoterapéutica que se fundamenta en la hipótesis de que existe una energía fundamental en el cuerpo humano que se manifiesta tanto en los fenómenos psíquicos como en el movimiento somático. Así como también, es un modo de entender la personalidad humana en términos del cuerpo y sus procesos energéticos, es decir, es también un modelo teórico para la comprensión del ser humano. Es, por tanto, una disciplina psicológica, que se basa en la existencia de un flujo energético, que demuestra cómo ciertos traumas mentales originados en la niñez, pueden bloquear las corrientes de energía formando bloqueos energético-emotivos y corazas musculares. Esta psicoterapia creada por Lowen entonces llega al conflicto psicológico a través del análisis de las corazas corporales, buscando permitir el desbloqueo de las mismas para restablecer el flujo energético (Massini, 1999). A medida que la energía vuelve a fluir más libremente, el paciente entra en contacto con sus bloqueos, los que se irán reduciendo con la toma de conciencia física y emocional, lo que a su vez aumentará el flujo de la energía en el organismo, para que así las personas cuenten con el potencial para continuar su proceso de cambio, y puedan dirigir conscientemente su energía a actividades relacionadas con la autoexpresión y el amor (que es benéfico). Por lo tanto, la bioenergética, ve a los pacientes, como desequilibrados, ya que la energía no fluye y eso implica malestar, ya que cuando fluye hay placer, y el placer es vivir según la naturaleza, o sea libre, natural y lleno de amor (para entender la tremenda importancia del amor, hay que remitirse a la introducción).

En cuanto al método terapéutico de la bioenergética (no ahondaremos en detalle sobre esto ya que este escrito no es un escrito sobre Bioenergética, sino más bien mostrar su importancia y utilidad a la hora de lograr la salud.), este tiene como objetivo que circule la energía como emocionalidad, para que así fluya el amor, con integración permanente de la función verbal con la corporal.

Finalmente, con respecto a las técnicas en si de tratamiento, a grandes rasgos, en el nivel verbal son utilizadas la interpretación de sueños, el análisis de resistencias, la transferencia y la contratransferencia (Lowen, 1995, Feliú, 2005). En manejo de los recuerdos, sus análisis y expresión hay ejercicios como el de golpear diciendo yo, o torciendo una toalla. Y para la parte más corporales las principales estrategias son las técnicas, de ejercicios bioenergética, masajes y respiración.

Luego de evaluar el eje corporal material y equilibrarlo (por ejemplo, con la medicina convencional), y trabajar con la relación entre lo corporal y el eje psicoemocional (por ejemplo, con la bioenergética), logrando un equilibrio, sin embargo este aun es frágil ya que se debe trabajar la relación de estos con el eje más sutil y trascendente que es el espiritual del sentido, y para ello se debe trabajar a partir del eje Psíquico (con una base estructural ya formada para esta tarea), logrando que este "se libere" de las ideas "sucias" que le causan daño ya que lo desenfocan y enajenan (del sentido), al generarse por "energías mentales toxicas" (por ejemplo ideas autodestructivas y de autoodio tanto propias como ajenas, entre otras), y ese es el objetivo de esta parte del tratamiento. La herramienta que a nuestro criterio es la más adecuada, para liberar el eje Psíquico, es la Psicología Budista.

El fundamento de la Psicología Budista es claramente la filosofía budista (Mahavastu y Canon pali) y su descubrimiento de las 4 verdades nobles ((1) la verdad del sufrimiento, (2) la verdad de la causa del sufrimiento, (3) la verdad del cese o extinción de la causa del sufrimiento, y (4) la verdad del camino que conduce a la extinción del sufrimiento.), que nos permite darnos cuenta por ende la clave de la superación del Sufrimiento, que es la superación de los deseos sensibles para alcanzar un "vacío" pleno; cosa por lo demás coincidente con el racionalismo de Spinoza que indica que si nos dejamos llevar por las pasiones somos esclavos, pese a esta coincidencia se decide tomar la vía del budismo para explicar porque da herramientas más "prácticas y sencillas" para lograr el cometido cosa que las NOTABLES obras de Spinoza a nuestro criterio nos las da. Ahora ese "vacío" no es algo de negar al resto en un no yo, y que soy solo y que el resto se joda, sino que significa todo lo contrario, y es que todo está vacío de existencia independiente (Batchelor, 1997), y además es esa la "sensación de vacío", que te permite verlo. Por ejemplo, una flor no puede "ser" por sí sola, sino que está constituida por elementos que no son flor —como la semilla, el agua y la luz del sol—. Por lo tanto, el vacío no significa la nada, sino que alude al hecho de que todos los fenómenos dependen de otros para manifestarse (Nhat Hanh, 2012). Ahora una vez lograda la superación del deseo sensible, lograr el vacío, y encontrarse en El no yo, hay que ver que esta situación no implica un ego individual o individuo independiente, sino más bien aceptar y comprender que todos somos uno todos somos la única totalidad y que la percepción de un ego es un constructo mental (Esto se descubre, porque si sabes que todos somos la totalidad única no hay ego que implica individualidad plena). Entonces cuando se comprende que el ego es algo externo, y es sólo una construcción mental, las aflicciones mentales y emocionales pierden la causa que les da origen (García, 2010), aprendiendo que toda persona posee inherentemente tathagatagarbha, la Naturaleza de un Buda (Thondup, 1999), es decir, que en esencia se es naturalmente sano. Por lo tanto, la Psicología Budista trabaja con la conciencia del espacio que existe entre sujeto y objeto, cuya distorsión por las fijaciones del ego produce pautas neuróticas de inseguridad, competición, celos, etc. (Fulton, 2010). De esta forma, la sanación no es curar síntomas, sino reconectar con la salud intrínseca. El estado ideal de tranquilidad proviene de la sincronización del cuerpo y la mente. Decir que la salud es intrínseca significa que ya está en cada persona y no es algo que se pierda o se añada. Esta visión implica que la tarea del terapeuta es ayudar al paciente a reconectar con su naturaleza inherente, al mismo tiempo que también se ocupa de redescubrir su propia salud intrínseca.

Ahora con respecto a las técnicas de la Psicología budista esta busca en primera instancia el "limpiar" el yo sano, de las contaminaciones externas, con énfasis en las psicoemocionales mediante la idea del fluir y el aceptar, que expresa que lo externo no afecta la sanidad propia del yo, para así lograr equilibrar el eje Psicoemocional, que se pierde principalmente por las ideas nocivas que nos rodean y principalmente autogeneramos. Y la técnica ideal para esto es la técnica del Tonglen. La práctica de Tonglen es un método para conectar con el sufrimiento, el que sentimos nosotros y el que sentimos a nuestro alrededor, donde quiera que vayamos. Es un método para superar el miedo al sufrimiento y para disolver la cerrazón de nuestro corazón. Es principalmente un método para despertar la compasión inherente en nosotros, no importa que tan crueles o fríos parezca que somos. Según Pema Chödron el Tonglen invierte la lógica habitual de evitar el sufrimiento y buscar placer, y en el proceso nos libera de la antigua prisión del egoísmo. Comenzamos a sentir amor por nosotros mismos y por otros, y también comenzamos a cuidarnos y cuidar de otros. Despierta en nosotros la compasión y nos introduce a una visión mucho más amplia de la realidad. Nos introduce a la espaciosidad ilimitada que los budistas llaman shunyata. Al hacer esta práctica comenzamos a conectarnos con la dimensión abierta de nuestro ser. Al principio lo experimentamos como si las cosas no fueran tan importantes o sólidas como antes nos parecían. En el lenguaje budista uno podría decir que se disuelve la fijación y el apego al ego. Tonglen quiere decir tomar y dar. Tomar el sufrimiento y dar bienestar y paz. Esto se hace con respecto a la otra persona y a ti mismo simultáneamente, como en el juego mexicano de bote pateado: "uno, dos, tres, por mí y por todos mis compañeros." Hay diferentes maneras de hacer la práctica de Tonglen, pero todas implican la intención de tomar el sufrimiento y dar bienestar y paz en una situación de desencuentro con otra persona, ya sea que esté ocurriendo frente a ti, o sea imaginada. También se puede practicar con respecto a una persona que ves o sabes que está sufriendo, aunque no sea ésta una situación de desencuentro contigo. Esta técnica por lo tanto en el fondo usa el principio del "fluir y aceptar", tomando los estresores Psicoemocionales tanto externo como propios, mirándolos, aceptando que existen y a su vez aceptando que estos NO van a afectar el Yo real, de ninguna manera, y así liberando y manteniendo sin enmascarar la verdadera salud inherente, o como decimos acá el equilibrio inherente.

Entonces con lo ya desarrollado tenemos "equilibrados" tanto los ejes corporales y Psicoemocionales en sí y entre sí; sin embargo, aún falta equilibrar y comprender el ultimo eje que es el estructurador general y ese es el eje Espiritual o del sentido.

Para comprender bien este eje Espiritual, debemos entender lo clave que es el sentido. Desde el Análisis Existencial, el ser humano que se angustia (uno de los grandes estresores de la actualidad y que atraviesa toda la existencia) es "la persona en busca de sostén y sentido". Esta persona experiencia que su poder–ser está amenazado por la "aniquilación", encuentra su existencia radicada en un campo de tensión entre el ser potencial y el potencial no–ser, con lo que descubre una estructura básica esencial, propia de la existencia, a saber, el caer desde la "altura del ser" a la "profundidad del no–ser" o del "poder–no–ser". Es tan así, que el angustiarse o el que esta angustiado, ve un modo fundamentarse el ser-en - el mundo, es decir, como la vida está sin certezas, o sea sin sentido trascendente, hace que sea reemplazado con la mantención y enfoque en lo material (eje de la modernidad, expresada en el poder del dinero), lo cual es frágil y perecedero, por lo cual, "viven" en pos del eje material y la ansiedad o angustia por tenerlo, logrando así que él o ser con sentido ser en sí, se defina en la realidad con la angustia, parafraseando a Descarte, se pasa de un racionalismo, "angustiasismo", o sea , tengo angustia por lo tanto existo, generando un sostén basado en la angustia. Cuando la angustia llega a este nivel, se hace patológica y representa un motivo de sufrimiento. En este caso, el individuo aparece tan comprometido por la angustia, que ya no es más libre para el cumplimiento de sus actos, según sea la situación en que se encuentra. La calificación de "patológica" de la angustia es pertinente cuando ella impide el cumplimiento de los actos vitales.

Por lo tanto, la angustia por la existencia es la máxima causa de estresores internos y de la máxima intensidad, ya que esta sensación implica la máxima duda y la negación a la propia existencia; por lo cual el sentido a la existencia es la respuesta a este conflicto (en simple el sentido y el sostén de la vida es la angustia lo cual enferma y origina las enfermedades de los distintos ejes de las personas, y esto se soluciona encontrando un sentido sano y real de la existencia). Y eso se logra como hemos dicho, si se logra equilibrar los demás ejes que conformar al ser vivo (de lo simple a lo complejo), que permite limpiar lo anexo y nocivo y nos enfocamos en el yo sano inherente.

Y la técnica adecuada para esto es también de la Psicología budista, y es la técnica de la meditación. Dado que existen diversas escuelas budistas también existen diversas formas de meditar; aunque la meditación no es algo exclusivo del budismo ya que existen en diversas tradiciones experiencias similares, pero tienen diversos nombres y formas, pero tienen la misma meta y muchas veces el mismo principio acción.

La meditación corresponde al aprendizaje experiencial del budismo y es un modo de explorar el estado natural de la mente (Trungpa, 2007). Una mente distraída sucumbe fácilmente a una gran variedad de aflicciones mentales, pues vomita compulsivamente pensamientos tóxicos y se aferra a ellos obsesivamente. El objetivo de la meditación es apertura a lo que aparece en la mente, aceptarlo y dejarlo ir, es decir, siempre es aceptar y fluir. Esto porque la mente siempre va a tener ideas no puedes detenerla y además esas ideas no tiene significado de bueno y malos, solo son y debes dejarlas irse o fluir. Además, se debe tener en cuenta que no hay ni buenos ni malos pensamiento: sólo hay pensamientos. La meditación es un proceso en el cual no hay juicios de valor (Mingyur, 2008; Trungpa, 1993). Y con eso logrado, te podrás acercar en plenitud y total aceptación, asumiendo tu sanidad inherente de tu yo real que esta en totalidad y unidad, es decir, tendrás la plena convicción y certeza de esta unidad que a su vez te dará el sentido de tu existencia, que es el del amor, a ti y al prójimo ya que eres tu mismo; lo cual podemos resumir, en que sabrás que tu vida debe estar y ser, con el fin de procurar el desarrollo de todo ser vivo, en paz, amor, y armonía entre sí, dándole el SENTIDO a todo.

Dado lo anterior, podemos decir, que la sanación no es curar síntomas, sino reconectar con la salud y el sentido intrínseco. El estado ideal de tranquilidad proviene de la sincronización del cuerpo y la mente. Decir que la salud es intrínseca significa que ya está en cada persona y no es algo que se pierda o se añada. Esta visión implica que la tarea del terapeuta es ayudar al cliente a reconectar con su naturaleza inherente, al mismo tiempo que también se ocupa de redescubrir su propia salud intrínseca. Una vez que el cliente establece una relación armoniosa con su energía, puede expresarla de forma sana (Trungpa, 2007; Wegela, 1988); y así aprender que su existencia tiene sentido y sostén; que su ser esta para ayudar al desarrollo sano y armonioso de todos los seres vivos (ayudándoles a que descubran la verdad de la existencia). Educándolos y ayudándolos para recuperar la salud intrínseca, por medio de las técnicas antes dichas, por ejemplo; y también para que los nuevos estresores tanto externos como internos no vuelvan a desequilibrar y causar conflicto.

**El ambiente o entorno**

Hablemos un poco del ambiente a grandes rasgos este no solo es "el clima" y cosas de la "naturaleza", sino también y en el caso del ser humano principalmente lo es la sociedad. Simmel, considera que la sociedad es determinada o mejor dicho existe donde hay individuos en acción reciproca (g. simmel 1939: 13) y la forma de formar esta sociedad es múltiple y se llama sociabilización; y la socialización para Simmel es la forma, de diferentes maneras realizadas, en la que los individuos sobre la base de los intereses sensuales e ideales, momentáneos o duraderos, conscientes e inconscientes, que impulsan causalmente o inducen teológicamente, constituyen una unidad dentro de la cual se realizan aquellos intereses (Simmel, 1939: 14). Por lo tanto, la trama social se teje en el carácter unitario de las formas y sus contenidos, en la copresencia de elementos sociales e individuales que en la realidad se tornan muy difíciles de separar, es decir, (Simmel, 1939: 27) la realidad social no es una substancia sino un acaecer producto del hacer y sentir de los sujetos que entran en múltiples relaciones; lo cual en simple implica que si bien el ambiente social hace y moldea al individuo, mediante los hechos sociales según Durkheim, no se debe olvidar que en el fondo es el individuo con sus interacción con los otros el que formo el ambiente social que moldea.

Si bien la salud, a grandes rasgos es el equilibrio y armonía de los distintos ejes que conforman a los seres vivos; esto ocurre en un ambiente. Ese ambiente sin lugar a duda influye sobre las personas es tan así que en su salud hay cierta determinación o mejor dicho predeterminación al nacer de ciertas características propias de cada ser vivo, ya sea por ejemplo vivir en un país rico o pobre, ser criado en costumbres católicas o musulmanas, vivir en familia de obesos, etc. Es evidente que esas predeterminaciones ambientales, ejercen una gran presión sobre los individuos, pero también es claro, dado el análisis anterior, que se puede modificar si bien es complejísimo hacer un cambio global al ambiente, este siempre se inició por alguien; y además no olvidar que el ambiente social se forjo por seres humanos con variados intereses y no siempre los más puros, por ende, no siempre implica que sean los correctos.

Lo que se quiere expresar finalmente es que, si bien aparentemente el ambiente te determina en el fondo este NO te determina quizás te puede predeterminar en el contexto inicial de la vida mas no lo que ocurrirá a posterior, y eso va en el proceso de vivir en bienestar y armonía con los partes que te conforman y con los demás que te rodean.

Y es más son las personas en comunidad las que determinan el ambiente social, lo cual implica que puede ser mejorado y cambiado si este está errado, para así poder ayudar y procurar el desarrollo de todos los individuos que conforman la comunidad (recordar que todos somos una totalidad unitaria que dependemos de todos, es decir, en el fondo tu eres yo y yo soy tu.), logrando que la predeterminación inicial sea lo más óptima para lograr el desarrollo pleno de todo ser vivo, en el cual está claramente inserto la salud y el bienestar.

## Bibliografía y referencias

1-Jofre. S. El Buda según el Mahavastu. Santiago de Chile: Jofre. Sebastian; 2020.

2-Längle. A. La Búsqueda de Sostén. Análisis Existencial de la Angustia Terapia Psicológica, vol. 23, núm. 2, diciembre, 2005, pp. 57-64 Sociedad Chilena de Psicología Clínica Santiago, Chile.

3-Lief. J. Sin miedo a la muerte. Santiago de Chile: Editorial Maitri; 2004

4-Lowen. A. Bioenergética. México: Editorial Diana; 1997.

5-Lowen. A. Ejercicios de bioenergética. Málaga España: Editorial Sirio; 1990.

6-Ramírez. A. Psicoterapia corporal: Revisión de los aportes teóricos y clínicos de Wilhelm Reich, El análisis bioenergético de Alexander Lowen y la Biosíntesis de David Boadella. Universidad de Chile; 2005.

7-Sáez. M. La Psicología Budista. Aproximaciones teóricas y terapéuticas. Universidad de Chile; 2014.

8-Watts. A. Budismo: la religión de la no-religión. Barcelona: Editorial Kairós; 2005.

9-Wilkis. A; Berger. M. La relación individuo-sociedad: una aproximación desde la Sociología de Georg Simmel Athenea Digital. Revista de Pensamiento e Investigación Social, núm. 7, primavera, 2005, pp. 77-86 Universitat Autònoma de Barcelona Barcelona, España.

# CAPÍTULO 3
# Bases generales para la implantación de un nuevo modelo.

**Introducción**

Sin lugar a dudas, la primera idea para implantar una "nueva salud" y esperar que funcione, es dejar de hacer lo que se ha hecho hasta ahora; y ese es el modelo paternalista, que pese a los esfuerzos no ha cambiado, para comenzar a usar un nuevo modelo de salud bajo el principio de autodeterminación y el de hacerse cargo, basada en el principio de la autodeterminación de los pueblos el cual presenta una lógica comunitaria y cooperativa expansiva, es decir, que no solo importa el bienestar del ser humano como individuo (lo que ni siquiera se obtiene por el extremo reduccionismo) sino también de todo ser vivo de la comunidad, ya que todos somos uno y como tal, si el otro (el entorno) está bien el individuo también lo estará.

El concepto clave, por lo tanto, es cambiar el eje asimétrico de la medicina propio de la medicina biomédica, a uno simétrico comunitario más propio de la periferia haciendo una medicina situada y desde la comunidad, es decir, el giro es de pasar de una comprensión asimétrica y externa a una comprensión simétrica propia y auto determinativa comunitaria de la salud.

Ahora ese cambio debe tener un objetivo y ese es el de instalar el paradigma de salud, que hemos ido trabajando, que a grandes rasgos es el modelo del equilibrio para estar sano, claramente incluyendo a un ambiente sea saludable, sin olvidar el punto de atención del bienestar personal, que incluye a una crianza, a una casa, y a un barrio seguro, etc. (porque se sabe que un mal hogar y barrio genera estrés y desesperanza).

La forma de dar salud debe si o si superar el individualismo y el reduccionismo, y pasar a un método más comunitario, ya que esta visión involucra a la totalidad bajo un régimen de igualdad de importancia, y por ende implica una integración multidimensional y de respeto de los y por los pacientes. Y ultimo el motivo más importante de todos para decantarse por este modelo es que la comunidad, la cooperación y la autodeterminación fomenta el desarrollo de un sentido en la existencia, un sentido altruista y de comunión, que es a su vez el eje fundamental del bienestar y la salud, que a la larga es nuestro objetivo.

## Sustento teórico del método:

Según el llamado Desarrollo a escala humana (Max-Neef 1986) la forma de revertir la tradición paternalista o asimétrica que queremos superar se debe realizar mediante una necesaria profundización democrática, ya que esta práctica democrática más directa y participativa es un estimulador de soluciones creativas que emanan desde abajo hacia arriba y que resultan, por lo tanto, más congruentes con las aspiraciones reales de las personas. Ya que, en los espacios a escala más humana, es decir, a nivel más local; es más fácil que se generen embriones de autodependencia cuyas practicas constituyan alternativas potenciales a las grandes estructuras piramidales de poder. Es en estos espacios a escala humana donde el desarrollo personal y desarrollo social más pueden reforzarse entre sí. Es, por lo demás, en los espacios locales donde las personas se juegan la primera y última instancia en la satisfacción de las necesidades humanas. Eso sí, sin embargo, esto no significa, claro está, que el desarrollo solo se limite a privilegiar espacios micro sociales, ya que ese espacio se relaciona con el espacio vecino y así sucesivamente, por lo cual la integración y la cooperación siempre debe tener una mirada más global.

Ahora con esa visión de trabajo viene la interrogante de, ¿qué debemos hacer para lograr esa implementación? Lo primero es que se debe educar, en un inicio para poder lograr un suelo fértil, para generar una salud cooperativa y colectiva (esta actitud representa el eje simétrico). Y claramente eso primero a educar o recordar (para las comunidades nativas latinoamericanas), es su autodeterminación, y hacer un cambio de racionalidad que se oriente por el mejoramiento de la calidad de vida de la población, y se sustenta en el respeto a la diversidad y en la renuncia a convertir a las personas en instrumentos de otras personas y a los países en instrumentos de otros países; en síntesis, procurar el desarrollo de todo miembro de la comunidad.

Como punto aparte a recordar, siempre hay bienes o servicios que no pueden ser generados o provistos local, regional o nacionalmente. Por lo tanto, la autodependencia debe necesariamente alcanzar una naturaleza colectiva. Debe transformarse en un proceso de interdependencia entre pares, a fin de que formas de solidaridad prevalezcan por encima de la competencia ciega.

Como se dijo anteriormente para lograr que la nueva "salud" sea exitosa, hay que hacer un cambio de giro, desde la dependencia de los pacientes en su indefensión y negación de su ser; y darles herramientas para solucionar sus conflictos, sentirse vivos y darle sentido a su existencia.

Sin embargo, pese a que no se describirá en detalle el programa de acción, ya que depende de la idiosincrasia de cada lugar, hay que recalcar para lograr el cambio; el eje de este debe basarse en empoderarse de su vida y obtener la plena conciencia de que están más allá de sus circunstancias, es decir, que pese a que fueron influidos por el contexto de maneras muy intensas, estas no los determinan y además pueden a su vez modificar su contexto para facilitar su "liberación" si trabajan en comunidad con todos los miembros ya sea de su familia o de sus "compañeros de sufrimiento".

Este método de "EDUCACION", debe basarse en un método

"descendente" y "ascendente" del saber. Me explico debe iniciar con el método descendente por parte de una especie de "Vanguardia con el saber pertinente", que implante las ideas al principio en un grupo muy reducido de la misma comunidad, pero altamente comprometido, y que este mismo grupo vaya ampliando estas ideas y saberes a sus vecinos. Pero no solo de manera teórica, sino también de manera práctica, para que la gente que no ve la mejora en lo teórico, lo vea por los resultados prácticos y aplicados de estas ideas. Y así se vayan ampliando los grupos "EDUCADOS" y también los saberes que se irán formando, con base en la nueva racionalidad, para mejorar el accionar de bienestar o de expansión de saber, este sería el método ascendente de educación.

Sin embargo esto no es así como así, ya que dado el tipo de personas a los que van dirigidos esta "EDUCACION" que son pacientes con un alto grado "de opresión" (la opresión en este caso no solo se agota en sus eventos pasados, ni en la actual del entorno, sino la de ellos mismos a sí mismos); el sistema de Paulo Freire de educación sería el ideal, para entender el proceso de aprendizaje, lograr mirar de una manera critica la realidad, y a la vez ver una manera en la cual se desarrolla la libertad/responsabilidad, para poder sanar y cambiar el entorno para ayudar así a sanar a los demás.

El camino educativo de aprendizaje que plantea Don Paulo Freire se basa en lo que él llama proceso de concientización, el cual consiste en lograr desarrollar la mirada más crítica posible de la realidad, y así desvelarla para conocerla y conocer los mitos que engañan y que ayudan a mantener la realidad de la estructura opresiva. Este proceso tiene etapas, las cuales son:

Primero está la fase mágica; en esta etapa el oprimido está en situación de impotencia ante fuerzas abrumadoras que lo agobian y que no conoce si puede controlar. No hace nada para resolver los problemas. Se resigna a su suerte o a esperar que esta cambie sola (sufre ciego e ignorante).

Luego pasa a la fase ingenua, en esta el oprimido ya puede reconocer los problemas, pero solo en términos individuales (reconoce que hay un problema, pero es egoísta y se deja llevar por los deseos sensibles). Al reflexionar solo logra entender a medias las causas. No entiende las acciones del opresor y del sistema opresivo.

En consecuencia, cuando pasa a la acción, adopta el comportamiento del opresor. Dirige su agresión hacia sus iguales o a su familia y a veces, hacia sí mismo.

Y finalmente se llega a la fase Crítica, en este nivel se alcanza el entendimiento más completo de toda la estructura opresiva y logra ver con claridad los problemas en función de su comunidad. Entiende como se produce la colaboración entre opresor y oprimido para el funcionamiento del sistema opresivo. Reconoce sus propias debilidades, pero en lugar de autocompadecerse, su reflexión lo lleva a aumentar su autoestima y confianza en sí mismo y en sus iguales, y ya puede rechazar la ideología del opresor.

En síntesis, la premisa esencial de la concientización es la de establecer un creciente sentido de control de su actividad como ser humano, la cual se desarrolla conforme aumenta la comprensión social que acompaña el conocimiento de su ambiente y la utilización de este insumo para analizar las posibilidades de cambio y de solución de los problemas ambientales. Entonces, por lo tanto, una vez usado este método se obtendría la base social y participativa para comenzar la siguiente fase que es la de salud en sí misma.

### Aterrizando en la salud, acción en salud

En esta sección, aterrizaremos lo antes dicho, al contexto directo de la salud.

La acción en salud implica principalmente la educación y el aprendizaje (que tiene etapas como las mencionamos antes) a la población sobre los temas de salud contingentes, de corto, mediano y largo plazo, la cual debe ser implantada en la comunidad, y ese método es el que se intentara explicar en esta sección.

Para poder lograr una buena intervención a nivel comunitario, se han desarrollado diversos modelos o marcos teóricos a lo largo del tiempo, los más característicos son:

1)Modelo conductual-comunitario: El énfasis principal de este modelo es conseguir cambios duraderos a nivel conductual en individuos y colectivos, erradicando prácticas inadecuadas, e instalando otras más adaptativas, a través de estrategias operantes de autocontrol y de aprendizaje social. Y trabajando bajo la premisa reduccionista, de "si adaptamos por individuo, a la larga la comunidad también", lo cual claramente no funcionara en la plenitud que se espera debido a que no ve la totalidad del problema.

2) Modelo de estrés psicosocial: La base de este modelo es que una persona con limitados recursos materiales y económicos, producto de una vida estresante, obtiene peores resultados que otra con recursos adecuados, pudiendo incluirse, además, el "apoyo social" y las "estrategias de afrontamiento" que la persona adopte frente a sus dificultades, las que son tres, 1) crecer psicológicamente como resultado de una evaluación positiva de su experiencia, 2) ningún cambio psicológico sustancial, o, 3) desarrollar una psicopatología, de carácter disfuncional, persistente y probablemente auto mantenida (Chacón y García, 1998).

El modelo, por lo tanto, implica a los diferentes elementos mencionados en torno a una evaluación situacional de los recursos de la persona y su entorno social y material. Por esto, se prioriza la intervención en crisis, pues supone un corte en el proceso transitorio de estrés psicosocial, lo que a su vez permite optimizar mejor los esfuerzos profesionales en torno al problema. Por último, hay que mencionar que lo bueno de este modelo es que unifica los factores personales y ambientales que inciden en la conducta, sin embargo, no es el mejor modelo, ya que su principal deficiencia, es la dificultad de que dicha unificación tiene para incorporar elementos estructurales y macrosociales que determinan la vida de las personas.

3) Modelo organizacional: El modelo organizacional describe a la comunidad como un conjunto de organizaciones, que interactúan para conseguir metas. En general, se acepta además que el ser humano puede estar motivado hacia la (auto)realización, el desarrollo de sus potencialidades y el crecimiento personal. La socialización es un punto importante; las normas y valores sociales son transmitidos a las personas a través de las organizaciones con las que se relacionan y participan, regulando -y dando sentido-a los comportamientos de cada particular. De esta forma, los problemas que las organizaciones tienen y, por extensión, las comunidades son problemas de relaciones humanas, los que deben ser tratados como tales, intentando redistribuir el poder dentro de la organización (Chacón y García, 1998). Esa redistribución debe estar acompañada por un trabajo cooperativo, que, a la vez que permite conseguir metas, ayuda a la realización y desarrollo de las personas. Por lo tanto, como resultado de este modelo, la comunicación eficiente es un elemento fundamental; a mayor (apertura de canales, por ejemplo) y mejor comunicación (menos ruido, más información significativa, más apertura para el entendimiento), mayores posibilidades de acceder a la consecución de metas. Pero pese a todo, aun no abarca la totalidad ni remarca que el ser humano solo es predeterminado mas no determinado por él entorno, es decir, que si bien el entorno influye al individuo, este a su vez se conforma por el individuo.

4) Modelo ecológico: Este presenta una premisa fundamental que es el reconocimiento de la influencia de las variables físicas y sociales en el comportamiento de las personas. Aquí el individuo y su entorno son unidades de funcionamiento y que conforman sistemas en cambio continúo, a partir de cinco

principios que a la vez orientan la intervención. a) Principio de interdependencia, los componentes de la unidad social (ambiente-personas) son interdependientes. b) Principio de adaptación, los organismos (personas) varían sus conductas en función de los recursos disponibles, lo que determina que debe buscarse la congruencia entre las capacidades de las personas y su entorno, tanto social, como material. c) Principio de sucesión (o evolución), la comunidad y su ambiente, está en continuo cambio, por lo que debe analizarse longitudinalmente a partir de la historia acumulada para intervenir y evaluar resultados a largo plazo. Esto tiene una implicación fundamental, pues una variación producto de la intervención puede provocar beneficios en una comunidad, pero desfavorecer a otras. d) Principio de recursos cíclicos (o de reutilización de recursos), que implica que el uso y procesamiento de recursos depende de cómo cambien las demandas del problema y la percepción del mismo, pudiendo reutilizarlos según sean las condiciones. Se deduce de lo anterior que la intervención debe poner énfasis en la detección de los mismos y de las condiciones que los determinan a nivel de su uso, importancia y función (Chacón y García, 1998; Hombrados, 1996).

5)Modelo transaccional: El objeto de este modelo es "la compresión de la disfunción y la salud emocional y conductual de las personas que se desenvuelven en escenarios físicos, psicosociales y políticos", permitiendo así comprender como se desarrollan determinados estados emocionales y patrones conductuales, al mismo tiempo que sienta las bases para su modificación o prevención. Los principios de este marco pueden resumirse de la siguiente forma; a) Holismo, es decir, la afirmación de que las partes no pueden ser estudiadas independientemente de un todo. b) Directividad, en tanto los sucesos que ocurren en una comunidad están determinados por las características y experiencias presentes y pasadas de los miembros de la misma y su entorno. Esto implica que lo que ocurre se conceptualiza como un proceso, que debe ser adoptado en el análisis del campo de trabajo. c) Diferenciación de los medios de los fines de una comunidad, al analizar las comunidades para intervenir en ellas ha de tenerse en cuenta que estas se orientan sobre objetivos específicos, los que dan carácter y particularidad a las mismas. De esta forma, el proceso mediante el cual se desarrolla la intervención implica, necesariamente, una flexibilización y modificación de algunos de esos objetivos para adaptarse a las circunstancias concretas y así poder concretar los fines esperados para con la intervención. d) Movilidad de las funciones conductuales, esto implica que al transcurrir de su evolución las comunidades van incrementando su amplitud y diversidad de respuestas frente al medio, lo que significa que cada miembro y grupo de la comunidad posee un cumulo de estrategias para resolver las demandas que se le plantean (o que, directamente, él mismo se plantea). Esto implica, entonces, que ese conjunto de conocimientos y prácticas acumulado puede ser reutilizado, independientemente de que el contexto en el que han sido desarrolladas cambie, haciendo necesaria una readaptación a las nuevas circunstancias (Chacón y García, 1998).

6) Método de cambio social: Este modelo tiene su enfoque orientado hacia la comprensión de los problemas reales con los que se enfrenta la sociedad, intentando producir un marco (o un conjunto de marcos) que permitan entender cómo los sistemas sociales producen reacciones psicológicas, y que, al mismo tiempo, posibilite establecer una forma de intervención sobre dicha relación. En este sentido este marco resalta la necesidad de "devolverles a grupos deprivados, el sentimiento de autodeterminación, ya que el principal efecto de las relaciones de estos grupos con la estructura social es un sentimiento de impotencia o indefensión comunitaria" que impide la posibilidad de desarrollo y de enfrentar los problemas que se le presentan cotidianamente (Chacón y García, 1998).

Sin embargo, por si solos estos modelos nunca han logrado realizar un cambio pleno y en multidimensionalidad, pese a que cada vez se plantean "más amplios y totalizantes" estos modelos, por lo cual lo ideal sería realizar una amalgama de estos modelos para lograr implantar un aprendizaje en salud, ya que estos en su "sumatoria" de características logran totalizar las dimensiones en salud a la hora de su accionar.

Ahora, surge la pregunta de ¿cuál sería la forma más efectiva, de implantar un aprendizaje en salud más totalizante? La respuesta a esta pregunta es según los aportes de Kurt Lewin (1946), "La Investigación Acción Participativa (IAP)"; este método parte de la teoría psicosocial y consiste en combinar teoría y práctica en la investigación-acción a través del análisis del contexto, la categorización de prioridades y la evaluación (Balcázar, 2003). La estrategia de la IAP parte de los siguientes supuestos: a) Los seres humanos son los constructores de la realidad en que viven, b) Una comunidad tiene un desarrollo histórico y cultural previo a la intervención psicológica, c) La investigación, como toda actividad científica, está anclada espacial y temporalmente, d) Las relaciones entre sujetos externos e internos a la comunidad deben ser horizontales, e) Toda comunidad posee recursos para llevar a cabo su proceso de transformación y f) No sólo es posible, sino deseable, combinar diferentes formas de marcos teóricos para hacer acción comunitaria (Martín González, 1998).

Lo cual hace que la idea de Lewin sea la más adecuada ya que va generando una especie de marco o modelo teórico mixto, que amalgama lo mejor de los principios de los diversos marcos teóricos, como lo es el análisis del 1. Contexto y la ecología. 2. Las relaciones recíprocas entre el individuo y el sistema social o ambiental. 3. La dimensión temporal. 4. La directividad de los sucesos. 5. El conocimiento como fenómeno construido. 5. Las interrelaciones entre el observador y el observado. 6. La subjetividad y la perspectiva de los grupos implicados. 7. La investigación-acción. 8. La fiabilidad de las observaciones; y así logra totalizar de mejor manera la multidimensionalidad de la realidad social.

Ahora ya teniendo el marco general de acción y el entendimiento del proceso educativo, vienen las preguntas concretas, ¿de qué educar? Y ¿de qué actividades en concreto se deben realizar para lograr la educación?

## Concientización o empoderamiento

Partiendo por la primera pregunta, sobre que educar, la respuesta es evidente y es la información para lograr el bienestar y la salud, ¿o no?, claramente es importante esta información es clave, pero esta no servirá de nada, si la comunidad no es consciente de la información dada, de su situación, en el fondo de la verdad liberadora. Esta parte de la educación es la piedra angular de toda educación, ya sin esto no hay interés y toda la información sobre el bienestar se perderá.

Esta piedra angular de aprendizaje es lo que Don Paulo Freire llama concientización y la Psicología Comunitaria llama empowerment que en su "castellanización" seria empoderamiento, en si no son tan exactamente iguales, pero en su esencia si corresponden a lo mismo, y en este escrito se le consideraran sinónimos, ya que ambos permiten despertar a la verdad y hacerse cargo de esta.

Ahora enfocándonos en el empoderamiento o concientización, este se define como el proceso por el cual las personas, grupos, organizaciones y comunidades adquieren dominio sobre sus vidas mediante el acceso, entendimiento y control sobre el entorno y sus recursos; caracterizándose principalmente por su componente proactivo, positivo y preventivo. Así, más allá de buscar una solución a los problemas presentes centrándose en los déficits o debilidades, se intenta buscar y movilizar los aspectos positivos, esas fuerzas que, presentes en la persona, el grupo o la comunidad, que permiten mejorar la calidad de vida y bienestar de las personas y comunidades, y así lograr la meta final que es la concientización en todos los niveles individual, grupal-organizacional y comunitario-que permita el cambio social, claramente a partir de la base teórica de bienestar expuesta en los capítulos anteriores.

Según Zimmerman (2000), el empoderamiento se obtiene con el fortalecimiento de tres dimensiones de la persona: su sentido de control personal (dimensión interna), su comprensión crítica del entorno sociopolítico (dimensión externa) y sus esfuerzos por ejercer un control sobre este entorno (dimensión conductual). La participación en organizaciones y actividades comunitarias será un medio privilegiado para poner en funcionamiento estas tres dimensiones personales y obtener como resultado personas con un elevado sentido de competencia y bajo sentimiento de alienación.

Y es por esto que el empoderamiento al ser un concepto/proceso multinivel donde los cambios que se producen en un nivel influyen en los que se dan en los subsiguientes y viceversa; es la mejor opción que existe actualmente, para lograr que la comunidad llegue al bienestar, es decir, su multidimensionalidad es la clave (no es absoluta según este paradigma, pero su amplitud permite llegar más allá buscando la totalidad y la clave de todo que es el sentido y lo espiritual).

## Intervenciones para "implantar" la concientización y la información de bienestar

La base teórico-practico de las intervenciones, es el contacto entre las partes, es decir, si la intervención educativa no se hace "cara a cara", no funcionara de manera plena. Ahora ese contacto entre las partes, relación social u apoyo social se puede definir según Nan Lin (1986), como el conjunto de provisiones expresivas o instrumentales, percibidas o recibidas, proporcionadas por la comunidad, las redes sociales y las relaciones íntimas y de confianza, y que pueden producirse en situaciones tanto cotidianas como de crisis a lo largo del ciclo vital. Esto es confirmado por varios estudiosos entre ellos, John Cassel en la American Journal of Epidemiology (1976) y Sidney Cobb en Psychosomatic Medicine (1976), los cuales indican que las relaciones sociales tienen un efecto beneficioso en la salud al ejercer un rol moderador o protector de los efectos perniciosos de los estresores psicosociales; por ende, marcan el camino de la intervención.

Según Gracia, Herrero y Musitu, (2002), existen diversos tipos de apoyo social, tales como:

El apoyo emocional: Se refiere al área afectiva y tiene que ver fundamentalmente con la expresión de emociones, la importancia de compartir los sentimientos, pensamientos y experiencias, la necesidad de expresarse emocionalmente, la confianza y la intimidad, el afecto positivo e intenso, el dominio de las emociones, los sentimientos de ser querido y cuidado, los sentimientos de ser valorado, o los elogios y expresiones de respeto.

Apoyo de información: Cuando las situaciones estresantes se prolongan o los problemas quedan sin resolver, las personas pueden iniciar una búsqueda de información o consejo que les sirva de ayuda para superar esa situación. Las personas que están a nuestro alrededor pueden proporcionarnos información acerca de la naturaleza de determinado problema, proporcionarnos pistas sobre su interpretación, valoración y adaptación cognitiva, indicarnos los recursos que son relevantes para su afrontamiento y las posibles vías de acción, así como proporcionarnos feedback acerca de la adecuación de las acciones de afrontamiento emprendidas.

Apoyo material, tangible o instrumental: Se ha definido como prestación de ayuda material directa o servicios. En circunstancias ordinarias, este tipo de apoyo se relaciona con el bienestar porque reduce la sobrecarga de las tareas y deja tiempo libre para actividades de recreo, para integrarse en actividades y preocuparse por un mayor crecimiento personal. Su efectividad se incrementa cuando el receptor percibe la ayuda como adecuada, pero puede tener efectos negativos si el receptor siente amenazada su libertad o si fomenta sentimientos de endeudamiento, lo que puede suscitar reticencias en la búsqueda de este tipo de ayuda.

Este concepto de apoyo social permite proporcionar una nueva perspectiva y un conjunto más amplio de opciones para la intervención al utilizar el potencial de los vínculos sociales para responder a condiciones vitales cambiantes. Un punto de vista que quedaría reforzado por los resultados de un estudio realizado por iniciativa de la Asociación Americana de Psicología con el objetivo de identificar programas de prevención efectivos para grupos de riesgo a lo largo del ciclo vital que pudieran servir como modelos para los profesionales, en el que se destacarían aquellos que se centraban en el fortalecimiento de las redes informales de apoyo y en la provisión del apoyo social (Price y cols., 1989). Sin embargo no se debe dejar de lado el tremendo hándicap o desventaja con el que se parte para hacer estos apoyos dada la tan arraigada idiosincrasia individualista, egoísta del capitalismo neoliberal; que claramente ira poniendo cortapisas, pero al ir la comunidad viendo la acción in situ de la cooperación que si o si mejora la salud y da bienestar, ya sea por su acción buffer o de contención o porque fortalece, ya que da certezas y seguridad lo que baja las acciones de los estresores en el momento y las ansiedades posteriores, ya que se ayuda a solucionar los problemas.

Finalmente, para terminar de responder la segunda pregunta, se indicarán los formatos y tipologías de intervención, basadas en el apoyo social. Estas tipologías habitualmente identifican un conjunto de niveles donde puede tener lugar la intervención y que habitualmente incluyen el nivel individual, diádico, grupal, comunitario y sistémico (cambios en la estructura y políticas institucionales). Sin embargo, los estudios de Gottlieb (2000), han señalado que las iniciativas que tratan de producir cambios estructurales y organizacionales en el sistema social con el objetivo de mejorar el acceso y recepción de apoyo social son escasas y carecen de evaluaciones sólidas. Pero también a la vez y desde el punto de vista de la evaluación científica de sus resultados, las iniciativas más prometedoras y que han demostrado un mayor potencial son las intervenciones diádicas y los grupos de apoyo mutuo facilitados por profesionales, ya que estos formatos de intervención, no sólo permiten un control más estrecho (características de los participantes, la articulación y dosificación del programa, el control temporal), sino que también facilitan la evaluación de sus resultados mediante la utilización de diseños de investigación (Cohen y cols., 2000). Por lo cual solo profundizaremos en las intervenciones más exitosas.

1) Intervenciones diádicas: La mayoría de las intervenciones diádicas se dirigen a grupos de riesgo de la población donde existen claras necesidades psicosociales que tratan de compensarse mediante la inserción temporal de una relación en la red social de las personas objeto de la intervención. Estos programas de intervención habitualmente identifican a personas con importantes déficits de apoyo social como resultado de la pérdida o carencia de relaciones sociales relevantes, o de la incapacidad de la red social disponible para satisfacer las necesidades que generan nuevas transiciones o estresores vitales. Este tipo de programas se suelen llevar a cabo desde servicios sociales, centros de salud mental u hospitales, son voluntarios y gratuitos, tienen una duración determinada e involucran la introducción de un profesional en la red social de las personas, generalmente mediante programas de visitas a los usuarios del servicio, y se complementan buscando la complicidad de otros vínculos sociales, y la utilización de otros recursos comunitarios disponibles (Eckenrode y Hamilton, 2000).

2) Grupos de apoyo: Estos grupos constituyen un término genérico que incluye un amplio rango de modalidades de intervención promocionadas o iniciadas por profesionales y que se basan en los beneficios terapéuticos que se producen al compartir experiencias similares en un grupo de iguales. Es precisamente la similitud de las experiencias estresantes y los procesos de ayuda mutua que éstas impulsan, el eje principal alrededor del cual giran los grupos de apoyo. Típicamente, un grupo de apoyo está compuesto por personas con problemas, hábitos, estresores o transiciones vitales similares y que cuentan con el conocimiento experto, entrenamiento y supervisión de un profesional que, además, facilita la comunicación y cohesión grupal, y ayuda a canalizar los procesos de apoyo y ayuda mutua

con el objetivo de mejorar los procesos de afrontamiento, cambio conductual o ajuste psicosocial de los miembros del grupo (Gracia, 1997), combinando la educación y el apoyo social entre iguales, aunque ninguna función es desempeñada exclusivamente por el facilitador o los participantes.

3) Grupos de ayuda mutua: La idea básica de los grupos de ayuda mutua es que las personas que se enfrentan a retos o problemas similares pueden ayudarse mutuamente al actuar conjuntamente, aprovechando el conocimiento experiencial y los procesos psicológicos y grupales que surgen durante su interacción, sin depender de liderazgos, estructuras o supuestos profesionales (Riessman, 1985). Los grupos de ayuda mutua son grupos pequeños y voluntarios estructurados para la ayuda mutua y la consecución de un propósito específico. Estos grupos están integrados habitualmente por iguales que se reúnen para ayudarse mutuamente en la satisfacción de una necesidad común, para superar un handicap común o problemas que trastornan la vida cotidiana, y conseguir cambios sociales y/o personales deseados. Los iniciadores y miembros de estos grupos perciben que sus necesidades no son o no pueden ser satisfechas por las instituciones sociales existentes. Los grupos de ayuda mutua enfatizan la interacción social cara a cara y la responsabilidad personal de sus miembros. Con frecuencia proporcionan ayuda material, así como apoyo emocional; están orientados a la causa del problema y promueven una ideología o conjunto de valores a través de los cuales los miembros del grupo pueden obtener e incrementar un sentimiento de identidad personal. Quien ayuda puede no ser un igual de la persona que recibe la ayuda en ningún otro sentido, aunque es un superviviente que habiendo manejado con éxito el problema ha adquirido una experiencia útil basada en la experiencia práctica. Además, el hecho de compartir la experiencia beneficia tanto a la persona que recibe la ayuda como a la persona que la proporciona.

**Quienes llevan a cabo la acción de salud**

Con respecto a la educación en sí, y a quienes la llevaran a cabo, para que a su vez sea realmente efectiva la construcción y difusión de un conocimiento sanitario y de bienestar; deben ser los mismos vecinos que trabajando en un comienzo principalmente, con los "expertos en la materia" bajo el enfoque y estrategias de Paulo Freire de capacitación de adultos. Se debe ir formando una especie de vanguardia educativa, denominada Agentes Primarios de Salud (APSA), que ya con los conocimientos técnicos de los "expertos", se van entrelazando entre si con la comunidad, entregándose conocimiento y a su vez generando otros conocimientos asociados ya no generados por el equipo profesional que inició esta capacitación sino por la misma dinámica social de la comunidad (conversaciones, lecturas, interacciones solidarias de ayuda, etc.) y por una especie de alerta interesada en la salud, su promoción y la prevención de daños a la misma, todo lo cual va generando una estructura dinámica de saberes que son transmitidos a los miembros de otras familias. Progresivamente, toda la comunidad termina configurando un saber popular en salud familiar y comunitaria que eleva hacia el polo positivo las condiciones de salud en el conjunto social, lo cual se reflejará en el descenso en ese conglomerado social de la prevalencia de los emergentes negativos (enfermedades, daños o estresores) del proceso de salud.

Con respecto a los Agentes Primarios de Salud (APSA) estos deben ser miembros de la comunidad, de ambos sexos y de distintas edades, donde se pone en marcha el proyecto o programa intracomunitario de salud del que se trate. De acuerdo con la problemática que sea objeto del emprendimiento se determinará las variables demográficas en función de las cuales se convocará a las y los integrantes de la comunidad que quieran sumarse voluntariamente a la actividad.

Además, los APSA de ser residentes de la comunidad como se dijo, deben voluntariamente manifestar el deseo de integrarse al programa y tener las condiciones intelectuales necesarias (no se pone como condición que tengan un determinado nivel de escolaridad), para realizarlo.

También es importante mencionar que una norma básica de estos procesos educativos es que el conocimiento se vaya ampliando como una co-construcción que surge de la interacción entre el capacitador y los voluntarios, a partir de lo que la gente ya sabe. Este aspecto es de gran importancia ya que el saber preexistente de los pobladores voluntarios y la construcción de nuevos conocimientos también por parte del capacitador solo pueden mejorar la experiencia educativo-sanitaria.

Finalmente, es importante tener presente que cuando se planifica teniendo en cuenta o buscando el desarrollo salubrista de la comunidad es necesario que los programas y proyectos sean no solo de ciclo completo (detección y solución de problemas) sino que sean de final abierto, esto es, que se desarrollen con estrategias tales que no terminen nunca, ni aun cuando el equipo profesional de terreno se retire. Esto se alcanza cuando los conocimientos y destrezas adquiridos por los APSA son miembros residentes en la comunidad y se forman dos o más niveles de complejidad, involucrando el último nivel (conocimientos muy básicos y sencillos) a un miembro de cada una de las familias constitutivas de esa comunidad.

### Hablemos un poco de la "Vanguardia"

Es importante mencionar, que en la actualidad cada disciplina, en la medida en que se ha hecho más reduccionista y tecnocrática, tendencia propia de nuestra época, ha creado su propio ámbito de deshumanización.

Entonces, es importante que en la formación de los agentes de "Vanguardia" vuelvan a humanizarse desde dentro de cada disciplina, procurando una apertura intelectual y multidimensional como un cimiento fecundo para cualquier dialogo o esfuerzo transdisciplinario que tenga sentido, y que apunte a la solución de las problemáticas reales que afectan a nuestro mundo actual.

Por lo tanto, es aconsejable, ampliar las miradas filosóficas y las perspectivas en la formación de los profesionales o agentes de "Vanguardia", o en su defecto o como complemento elaborar programas de post-grado en docencia, investigación, filosofía, etc., a fin de hacer aportes sistemáticos en torno de los problemas que se plantean en relación a la búsqueda de alternativas de desarrollo, mirando siempre todo desde una multiplicidad totalizante.

## Bibliografía y referencias

1-Almeida, N., & Silva, J. (1999). La crisis de la salud pública y el movimiento de la salud colectiva en Latinoamérica. Cuadernos medicos sociales, 75, 5–30.

2-Barreto, M. L. (2017). Desigualdades em Saúde: uma perspectiva global. Ciência & Saúde Coletiva, 22(7), 2097–2108. https://doi.org/10.1590/1413-81232017227.02742017

3-Breilh, J. (2013). La determinación social de la salud como herramienta de transformación hacia una nueva salud pública (salud colectiva). Rev. Fac. Nac. Salud Pública, 31(1), 13–27.

4-Breilh, J. (2015). Epidemiología del siglo XXI y ciberespacio: repensar la teoría del poder y la determinación social de la salud. Revista Brasileira de Epidemiologia, 18(4), 972–982. https://doi.org/10.1590/1980-5497201500040025

5-Cassel, J. (1976). The contribution of the social environment to host resistance: the Fourth Wade Hampton Frost Lecture. American journal of Epidemiology, 704, 107-123.

6-Chacón, F. y García, Ma J. (1998). Modelos teóricos en Psicología Comunitaria. En A. Martín González (Ed.) Psicología Comunitaria. Fundamentos y Aplicaciones (31-47) Madrid: Síntesis.

7-Chesney, L. La concientización de Paulo Freire. (2008). Revista Historia de la Educación Colombiana, 11(11), 51-72.

8-Cobb, S. (1976). Social support as a moderator of life stress.

Psychosomatic Medicine, 38, 300-314.

9-Cohen, S., Gottlieb, B. H., y Underwood, L. G. (2000). Social relationships and health. En S. Cohen, L. G. Underwood y B. H. Gottlieb (Eds.), Social support measurement and intervention: A guide for health and social scientists (pp. 3-25). Oxford: Oxford University Press.

10-Eckenrode, J. y Hamilton, S. (2000). One-to-one support intervention. En S. Cohen, L. Underwood y B. Gottlieb (Eds.), Social support measurement and intervention: A guide for health and social scientist (pp. 246-277). Oxford: Oxford University Press.

11-Freire, P. Pedagogía del oprimido 2da edición. Siglo XXI editores. Mexico.

12-Gracia, E., Herrero, J. y Musitu, G. (1995). El apoyo social. Barcelona: PPU.

13-Gracia, E., Herrero, J. y Musitu, G. (2000). Evaluación de recursos y estresores psicosociales en la comunidad. Madrid: Síntesis.

14-Hombradas, M. l. (1996). Introducción a la Psicología Comunitaria. Málaga: Ediciones Aljibe.

15-Lin, N. (1986). Conceptualizing social support. En N. Lin, A. Dean y W. Ensel (Eds.), Socialsupport, life events, and depression. Nueva York: Academic Press.

16-Martin-Baro, I. (1986). Hacia una psicología de la liberación. Boletín de Psicología, 22, 219-231.

17-Max-Neef, M. & Elizalde, A. (1986). Desarrollo a Escala Humana una opcion para el futuro. En Development Dialogue Número especial 1986 (1.a ed.). Cepaur Fundacion Dag Hammarskjold.

18-Mozobancyk. Psicología y salud pública. Nuevos aportes desde la perspectiva del factor humano (Capítulo 1, pp. 19-42). Buenos Aires:Paidós.

19-Ocampo López, Javier. Paulo Freire y la pedagogía del oprimido Revista Historia de la Educación Latinoamericana, núm. 10, 2008, pp. 57-72 Universidad Pedagógica y Tecnológica de Colombia Boyacá, Colombia.

20-Saforcada, E. (2015). El Sistema Total de Salud-Enfermedad: componentes, dinámicas, responsabilidades, riesgos y alternativas. En: M. de Lellis (Comp.). Perspectivas en salud pública y salud mental. Buenos Aires: Nuevos Tiempos (Capítulo 5, pp. 121-164).

21-Saforcada, E.; de Lellis, M. y Mozobancyk, S. (2010). "Salud pública: perspectiva holística, psicología y paradigmas". En: E. Saforcada, M. de Lellis y S.

22-Saforcada, E. Psicología sanitaria. Análisis crítico de los sistemas de atención de la salud (Capítulo 3, pp. 63-104). Buenos Aires: Paidós.

23-Sarriera, J. A. (2015). Salud comunitaria desde la perspectiva de sus protagonistas: la comunidad. Ediciones Nuevos Tiempos. (Capitulo 1).

24-Sedano, F. I., Domínguez, M. J. F., Alonso, M. F., Madariaga, A. M. I., Hamel, A. M., Fiol, B. E., Vega, C. V., Fuertes, C. F., Ochotorena, D. J. P., López, E. E., Pérez, F. V., Fuster, G. E., Mendieta, H. M. I., Gutiérrez, J. T., García, M. J., García, M. M. F., Ochoa, M. G., Ferrero, S. M. D. P., Landa, U. S. & Jiménez, V. M. L. (1999, 21 octubre). Psicología de la intervención comunitaria. Desclée De Brouwer.

25-Zimmerman, M. A. (2000). Empowerment Theory: Psychological, Organizational and Community Levels of Analysis. En J. Rappaport y E. Seidman (Eds.), Handbook of Community Psychology (p.43-64). Nueva York: Kluwer Academic Plenum.

## CONCLUSIONES E IMPLICACIONES

El sistema de salud está en crisis, tanto a nivel de visión, como de acción. Por lo cual es evidente que hay que hacer un cambio, sin embargo, ese cambio es complicadísimo, ya que la mirada de salud imperante coincide con el sentido común predominante del capitalismo actual, que es de individualismo, reduccionismo, egoísmo y extrema competencia.

Pero pese eso hay que hacerlo, y ese cambio en medicina se debe comenzar con su base o "filosofía", y claramente haciendo una crítica a la base teórica del entendimiento predominante de lo que es salud, superando el materialismo y reduccionismo de causa efecto tan propia de esta época. Y eso se logra asumiendo que el ser humano es más que un cuerpo, sino es una multidimensionalidad biología, psicológica/emocional y espiritual, que se estructuran entre sí en un equilibrio dinámico, bajo un sentido que se da en el ámbito espiritual, desarrollado en un contexto ambiental determinado, ojo que si bien influye lo ambiental, este por ningún motivo determina de manera tacita y total al ser vivo, ya que parafraseando a Simmel, la sociedad influye y muchas veces determina a las personas, pero en el fondo son las mismas personas en interacción las que forman si o si la sociedad o entorno.

Con esto visto la clave es encontrar un método que permita el bienestar y más allá de la técnica que se use, este método debe buscar la liberación de todo tipo de estresor que no permita que "fluya" en naturalidad cada dimensión básica del ser humano y esté en armonía con su entorno. Y ese método debe procurar superar, la forma asimétrica, patriarcal, reduccionista, egoísta y centrada en la ganancia (la salud hegemónica en los últimos siglos sino busca la funcionalidad de los pacientes para que sigan produciendo lucran con la salud misma), por otra que permita el equilibrio entre las diversas dimensiones del ser humano y las múltiples dimensiones del entorno, que consiste en todo miembro de la comunidad, incluyendo otros seres humanos, la flora, la fauna y la biosfera en general. El cual (el método) debe procurar darle las herramientas, teórico practicas (métodos específicos de tratamiento), para fomentar el bienestar físico, psíquico/emocional, y espiritual, superando a los estresores externos e internos, para lograr dar con el sentido trascendente de la existencia que permite la plenitud total y en definitiva la salud.

Y con respecto a ese método, más allá de las especificidades locales, debe tener una característica que promueva la autodeterminación, la cooperación, a la formación de comunidad, ya que este método permite, luego de superar el desequilibrio multidimensional, lograr entender el sentido trascendente que es el de procurar el desarrollo de los demás, lo cual implica una sinergia hermosa entre los miembros de las comunidad ya que si todos procuran ese desarrollo del otro, todos se ayudaran para lograrlo tanto a las generación actuales como futuras. Y por ende todos generan un sentido y ese sentido da el eje del equilibrio que permite la salud en plenitud, más allá incluso de cualquier elemento externo que dificulte la experiencia vital.

Según, el importante médico y gran referente de la salud publica Rudolf Virchow, "La Medicina es una ciencia social y la política no es más que medicina en gran escala", lo cual implica que la medicina es el punto más clave para poder realizar un cambio social, y esa idea es realmente así, ya que al ser un elemento muy motivante para las personas por su instinto de sobrevivencia, permite que estas estén muy abiertas al cambio y la educación, y la sigan ya que es algo que se puede ver de manera concreta y relativamente rápida (no todas las personas pueden ver más allá de inmediato menos aun con la ideología imperante actualmente). Por lo tanto, el trabajo que podría lograr un cambio social, que podría superar incluso la hegemonía de tanta ideología nefasta, y "sin violencia" y lograr hacer explicita la verdad "natural" y armónica de los seres vivos, es sin lugar a dudas cambiar el paradigma de la salud y su método de lograrla, ya que permitirá educar, liberar de los estresores y generar bienestar, por el conocimiento tanto teórico y el practico vivido (por el bienestar pleno o salud) que irán colocando la idea, y a su vez la misma gente que la conozca la ira ampliando, y fomentando para convertirla en el nuevo sentido común (verdadero o próximo a esto).

¡¡GRACIAS!!

www.ingramcontent.com/pod-product-compliance
Lightning Source LLC
Chambersburg PA
CBHW070344230526
45471CB00006B/2431